U0301255

新药的故事

梁贵柏——著

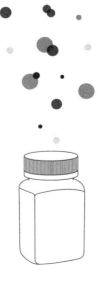

译林出版社

图书在版编目（CIP）数据

新药的故事 ／ 梁贵柏著. —南京：译林出版社，2019.7（2025.4重印）
ISBN 978-7-5447-7690-5

Ⅰ.①新… Ⅱ.①梁… Ⅲ.①新药－开发－普及读物
Ⅳ.①R97-49

中国版本图书馆 CIP 数据核字（2019）第 055327 号

新药的故事 梁贵柏／著

策 划	张咏晴
责任编辑	黄 洁
装帧设计	今亮后声 HOPESOUND pankouyugu@163.com 田松
校 对	王 敏 王笑红
责任印制	单 莉

出版发行	译林出版社
地 址	南京市湖南路 1 号 A 楼
邮 箱	yilin@yilin.com
网 址	www.yilin.com
市场热线	025-86633278
排 版	南京展望文化发展有限公司
印 刷	南京爱德印刷有限公司
开 本	850 毫米 ×1168 毫米 1/32
印 张	7
插 页	4
版 次	2019 年 7 月第 1 版
印 次	2025 年 4 月第 14 次印刷
书 号	ISBN 978-7-5447-7690-5
定 价	49.00 元

序言（一）

　　我怀着强烈的兴趣阅读了梁贵柏博士撰写的《新药的故事》大部分内容，对于目前非常活跃的生物医药领域，这是一本不可多得的科普好书。

　　作者梁贵柏博士曾经在默沙东新药研究院工作多年，是新药研发第一线的优秀科学家。梁博士结合自己多年的实践经验和长期向业界前辈们学习的体会，以生动的笔触深入浅出地讲述了从抗生素到抗癌生物药等对人类健康有着重大影响的药物，以及它们跌宕起伏的研发过程。

　　新药的创新，我国远远落后于西方国家，也落后于印度和古巴等国家。我们可以从这本新药研发历史的科普书中体会到创新的真谛。

　　首先，药物创新是一个艰苦的历程。什么是创新的动力？我相信每一个原药创新的科学家，在研究开始时绝不是先想到这个药研发出来后会给他带来多少利益，而是出于对

"未知的未知"或"已知的未知"的强烈好奇心，以及对广大患者，特别是完全无助、在当时无药可治患者的强烈责任感，就像第二次世界大战初期青霉素的产业化，艾滋病、河盲症药物的研发一样。科学家对未知的好奇心，永远是他们执着追求的动力。其次，创新总是青睐善于抓住"机遇"的人，偶然发现一只黑天鹅不放过，更深入观察，就得出天鹅不等于白天鹅的结论。科学家常常不轻易放过意想不到的现象与实验结果，再深入探讨，就会有新发现。再次，坚持与执着是创新者最重要的素质。君不见，在本书提到的创新药物中，有哪个不是通过几十年甚至几代人持之以恒的努力创制成功的？我和台湾地区的一位学者合作研发一种抗实体瘤新药，在他研究 15 年的基础上，又进行了 25 年研究，经过无数次失败及评审否决，我们均已年迈。三年前他因突发性脑卒中半身不遂，曾想打退堂鼓，但看了这本书，我们要向书中的主人公学习，看到曙光，坚持下去就可能胜利！最后，精益求精。20 世纪 80 年代，卡托普利已经是非常好的降血压药物了，但美中不足的是，常有白细胞降低及皮疹的副作用，科学家继续努力，更有效而且副作用小的依那普利在不到五年的时间里就问世了。

对于从事药物研究领域的科技工作者来说，这是一本温故知新的书。现代医药研发从磺胺、青霉素到帕博利珠单克隆抗体，经历过去半个多世纪里分子科学的飞速发展，集中体现了生物工程技术最前沿的突破性成果，以及这些看似理论性和技术性的突破如何被创造性地应用到健康领域，为人类造福。

对于政府官员、单位领导和企业家来说，这是一本具有现实意义的、有大局观念的书。从抗艾滋病药物的研发开始，一直贯穿着"以人为本"的理念，只要是老百姓急需的药物，哪怕价格低，甚至没有利润，都要研发！

对于普通的社会公众来说，这是一本通俗易懂的书。作者用非常通顺的语言，清晰地讲述了新药研发的史实和知识，同时也融入了自己多年来的体会和思考。作为一名理科出身的资深科学家，作者的文字素养可圈可点，尤其是在解释新药研发的科技背景时，并不令人感到艰深和乏味，而是有一种豁然开朗的体验。

21 世纪的新药研发仍将依赖于生命科学的突破性进展，需要更多的投入，还需要有更多像《新药的故事》这样优秀的科普书籍问世，从而提高公众的医药知识水平，使医药创新得到全社会更广泛的关心和支持。

钟南山

2018 年 7 月 11 日

序言（二）

　　《新药的故事》经过作者辛勤的努力，即将付梓。我有机会在出版前看到书稿，阅读之后有一种先睹为快的感觉，深感这是一本难得的好书。

　　本书作者梁贵柏博士曾在美国默沙东公司从事新药研究十多年，是一位新药研究领域的资深科技专家。他起初并没有想到要写一本书，只是结合自己的经历和认识，写了一些散篇的新药研究的"故事"。后来越写越多，越写越深，结集成册，就形成了这样一本多侧面立体展现近代人类社会与疾病抗争历史画卷的书籍。

　　这本书叙述了人类面对各种疾病挑战开展新药研究的探索过程，这是一个各国政府、人民、科技界和全社会都关心的主题。在当代，创新药物的研究与开发集中体现了生命科学和生物技术领域前沿的新成就与新突破，体现了多学科交叉的高新技术创新与集成，是新世纪科技和经济国际竞争的焦点之一。

20 世纪下半叶以来，生命科学和生物技术的研究成果成为最激动人心的科学成就之一。这些领域日新月异的发展，使新药研究的面貌发生了巨大的变化，推动药物研究与医药产业进入了一个革命性变化的新时代，也使新药研究领域成为当代最受关注的科技创新领域之一。本书讲述的新药研发故事，清晰地勾画了一些对人类健康产生深刻影响的新药诞生的脉络，不仅涉及新药研究的科技问题，也涉及新药研究的方向遴选与决策、组织与管理问题，内涵深厚，深入浅出。书中始终贯穿着科学的方法、科学的思路、科学的态度和科学的精神，体现了丰富的学术内容、严谨的科学逻辑。这些对于新药研究领域的科技创新必将带来诸多深刻的启发和教益。

这是一本讲述科学研究的书，但是它又不限于科技本身，而是真诚、富有感染力地表述了一种人文关怀的精神。这既包括科技工作者探索未知的好奇心，"攻克顽疾，舍我其谁"的使命感，也包括讲道义、讲责任的真正企业精神，书中讲述的伊维菌素捐赠和乙肝疫苗技术转让的故事可以讲是这方面的例子。我们在这里看到，人文精神和科学精神并行不悖，相辅相成，两者的结合既是一个科技工作者个人走向成功的必备要素，也是一个企业成为"伟大的企业"的必由之路。

本书讲述了许多科学的史实和知识，但是并不艰深难读，也不令人感到枯燥乏味。我打开这本书，浏览了开头的几行文字，就禁不住被深深吸引，很想一口气读下去。我想，这一方面是因为作者在药物研究领域具有自身的创新实践和体验，而不是仅仅停留在书本知识上；另一方面也是得益于他的文字素养。他能够用生动、洗练的笔触，在清晰交代科技内容的同时，融入自己的所思、所想，甚至包括人生的感悟，使内容有血有肉，也使文字具备了一种隽永的风格。这就使读者的阅读过程成了一种愉快的体验。

　　我在药物研究领域学习和工作了多年，看过不少有关药物研究的书籍。我要说，这本书是非常独特的一本。我们读这本书，不仅可以学习知识，而且还能感受到人类的科学精神和不懈追求。我相信这本书不仅适合药物研究领域的科技工作者和青年学生阅读，事实上我觉得它适合更多人阅读，无论是政府官员、单位领导、企业家，还是普通的社会公众，都能从这本书中有所获益。

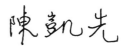

2018 年 12 月 10 日

目　录
CONTENTS

第一章 一桩"赔本买卖"

从抗艾滋病药物研发谈以人为本

60 多年前，默沙东制药公司[1]时任总裁乔治·W. 默克（George W. Merck，1894—1957）说了一句名言，成为公司的座右铭，一直被引用至今："我们应该记住，医药是用于病人的。我们永远不应该忘记，制药是为了人而不是为了利润，利润是随之而来的。如果我们记住了这一点，它（利润）从来不会失约；我们记得越清楚，它就来得越多。"[2]

这是一个简单明了的道理，它讲的是新药研发机构和研发人员以人为本的责任与义务。默克先生是这么说的，也是这么做的。在第二次世界大战结束后，默克先生同意将独家开发链霉素的专利无偿退还给罗格斯大学基金会，与其他药厂共同开发和生产链霉素，有效阻止了全球性肺结核病的蔓延。[3]默克先生认为，制药公司对社会的责任以及与学术界的良好关系和密切合作比任何一种新药的利润都更重要。在以市场经济为主的全球化进程中，追求利润是无可厚非的，因为这同时也意味着不断地开拓新的市场，不断地满足社会的需求。但是，如何把握眼前的利润和长远发展、人类健康之间的平衡是一个始终困扰制药界的难题。

艾滋病阴云笼罩

1981 年，美国纽约和旧金山的医生几乎同时发现了一种新的奇怪病症，该病的患者会被诱发出一些常见于有免疫缺陷人群的感染和癌症，所以被称为后天免疫缺陷综合征（Acquired immune deficiency syndrome），简称艾滋病（AIDS）。这是一种具有高度传染性的疾病，而且当时缺乏治疗手段，病人经确诊后得不到有效的治疗，死亡率很高，在全球范围内造成了相当大的恐慌。医学界对此高度重视，立即展开了全面深入的研究。1984 年，美国和法国科学家最先找到了致病的人体免疫缺损病毒（Human immunodeficiency virus，简称 HIV，又称艾滋病毒 [AIDS Virus])⁴，而如何有效阻止该病毒对人体免疫细胞的入侵，控制它的复制，并最终将其清除的重任也就义不容辞地落到了制药界同仁的肩上。

1986 年，默沙东新药研究院（又称默沙东实验室 [Merck Research Laboratories]）首席科学家爱德华·斯考尼克（Edward Scolnick）博士宣布在美国宾夕法尼亚州的默沙东西点研究所成立专门的艾滋病研究室，研发抗艾滋病毒的新药，其他各大制药公司也先后确立了抗艾滋病研究项目。然而，人们对艾滋病进一步的认识给制药公司出了一个不小的难题。艾滋病的传染途径主要是血液传播、性接触（精液）传播和母婴传播，因此常见于吸毒人群（交换针头）、同性恋者、性工作者以及靠卖血为生的发展中国家的弱势群体。这样一来，不但抗艾滋病新药的市场将有很大的局限，而且新药的价格也会受到相当大的挤压。默沙东制药的内部资料显示，当时市场和财务部门对抗艾滋病新药的赢利预测为负值。也就是说，即使默沙东的抗艾滋病新药研发成功，由于受市场和价格的限制，在其专利有效期内也不足以收回成本。如果失败，当然是颗粒无收，全部投入都打水漂。因此，从商业的角度看，无论怎么算，这好像都是一桩赔本的买卖。

"赔本买卖"

但"这不是一桩普通的买卖"，在 2004 年出版的回忆录《医药、科学与默沙东公司》一书中，时任公司总裁的罗伊·瓦杰洛斯（Roy Vagelos）博士写道："太多的（艾滋病）患者正在死去，疾病正在蔓延，受感染的人群正在发生变化。……默沙东新药研究院从上到下对艾滋病毒研究的专注以及公司对这个项目的投入之多都是难以置信的，尽管我们始终面临着彻底失败的威胁。"[5] 这里当然有科学家对探索未知的好奇以及医药工作者征服疾病的欲望，但同时也充分显示了制药公司及其员工以人为本、救死扶伤的高度责任感和应尽的义务。艾滋病威胁着整个人类的健康，如果不能及时有效地控制它的蔓延，后果将会不堪设想。

1989 年，默沙东实验室的科学家首先在《自然》杂志上发表了艾滋病毒蛋白酶（HIV protease）的三维晶体结构，随后由美国国立健康研究院（简称 NIH）精细化，为蛋白酶抑制剂（Protease inhibitor）的研发奠定了基础。1993 年，默沙东实验室成功地合成了高效、高选择性的蛋白酶抑制剂——佳息患（Crixivan），向美国食品药品监督管理局（简称 FDA）递交了新药申请（New Drug Application，简称 NDA），开始了佳息患的临床试验。同年，为了攻克艾滋病，默沙东制药和 14 家制药公司联手，宣布成立跨公司的合作，交换信息，共享资源，并尝试新药的组合治疗。1995 年，临床三期的结果显示，服用佳息患能有效地（99%）降低血液中的艾滋病毒，与其他抗病毒药物联合服用时，效果更加明显，可以把艾滋病毒降到检测极限以下。1996 年 3 月 13 日，继罗氏制药的沙奎纳韦（Saquinavir，1995 年 12 月 6 日）和雅培制药的利托那韦（Ritonivir，1996 年 3 月 1 日）之后，默沙东制药的佳息患作为第三种 HIV 蛋白酶抑制剂的新药上市，迅速扭转了艾滋病无药可救的局面，死亡率大大降低，在很大程度上消除了公众对艾滋病的恐慌。

佳息患虽然是第三种上市的 HIV 蛋白酶抑制剂，但它绝不是一种仿制专利药（Me too drug），而是一种更优专利药（Me better drug），受到医生和患者的一致好评，在不到 3 年的时间里后来居上，全球的年销售额达到 7 亿多美元，超过了前两种 HIV 蛋白酶抑制剂药物，占当时市场份额的 40%。

佳息患的成功不仅打破了市场和财务部门当初对抗艾滋病新药的预测，扭亏为盈，为公司创造了相当的利润，而且应验了乔治·默克先生 60 多年前的预言：如果我们能为患者提供安全有效的新药，帮助他们恢复健康，利润就一定会随之而来。

兵不解甲

佳息患等 HIV 蛋白酶抑制剂的成功，极大地提高了制药行业征服艾滋病的信心。默沙东实验室的科研人员兵不解甲，继续积极寻找治疗艾滋病的新途径。

在学术界和制药业的共同努力下，我们对艾滋病毒及其感染和传播途径有了更深入的了解。除了 HIV 蛋白酶之外，我们又找到了 HIV 逆转录酶（HIV reverse transcriptase，简称 RT）和 HIV 整合酶（HIV integrase）等新的靶标。艾滋病毒属于逆转录 RNA 病毒，而 HIV 逆转录酶则是一类存在于部分 RNA 病毒中能以单链 RNA 为模板合成 DNA 的酶，HIV 整合酶则是帮助逆转录病毒把携带病毒遗传信息的 RNA 整合到宿主细胞的酶，它们在艾滋病毒感染（入侵宿主细胞）过程中都起着关键性的作用。

　　说起 RNA 逆转录酶的发现，这可是现代分子生物学中一个很重要的里程碑，在很大程度上动摇了学术界关于生命起源于 DNA 的学说。回到 20 世纪 70 年代，分子生物学的中心法则（Central dogma）仍旧是：生命的信息先是从 DNA 转录到 RNA，然后再从 RNA 转化为功能和结构性的蛋白质。但是两位年轻的美国生物学家——威斯康星大学的霍华德·特尔明（Howard Temin）和麻省理工学院的戴维·巴尔的摩（David Baltimore）——的新发现颠覆了这个被学术界普遍接受的学说，他们分别独立发现的 RNA 逆转录酶可以将 RNA 分子所携带的遗传信息反转录到 DNA 分子里，揭开了 RNA 病毒感染之谜。1975 年，特尔明和巴尔的摩共享了诺贝尔生理学或医学奖。此后不久，耶鲁大学的西德尼·奥尔特曼（Sidney Altman）和科罗拉多大学的托马斯·切赫（Thomas Cech）又分别发现了具有催化功能的 RNA 分子——核酶（Ribozymes），共享了 1989 年诺贝尔化学奖。由于这两项重要的发现，原先被边缘化的有关生命起源的"RNA 世界假说"逐渐成为学术界的主流：最早的生命形式很可能仅仅依靠 RNA 来存储遗传信息和催化化学反应，并以此完成自我复制。

因为 RNA 逆转录酶由病毒自身携带，并且不存在于宿主细胞内，所以它可以作为抗病毒药物的合适靶标。1998 年 9 月，在佳息患上市仅两年半之后，默沙东的依非韦仑（Efavirenz）就成功地被 FDA 鉴定通过，成为首个上市的非核苷类 HIV 逆转录酶抑制剂药物，为治疗艾滋病提供了新的手段，也为高效的"鸡尾酒"抗病毒复方药物治疗奠定了基础。

默沙东的抗艾努力并没有就此偃旗息鼓，他们锁定了下一个靶标：HIV 整合酶，一场新的攻坚战打响了。

整合酶志在必得

前面提到过，HIV 整合酶是帮助逆转录病毒把携带病毒遗传信息的 RNA 整合到宿主细胞的酶，它在艾滋病毒感染过程中也起着不可替代的作用。但是，整个制药界早期所有寻找 HIV 整合酶抑制剂的先导化合物的努力都没有成功，先后都放弃了 HIV 整合酶抑制剂项目。制药巨头辉瑞公司的科学家在 2007 年还发表了一篇论文，计算并论证了为什么他们认为 HIV 整合酶是最不可能成药的靶标。

尽管默沙东实验室的研发团队也遇到了同样的困难，但是大家没有轻言放弃，彰显了"舍我其谁"的豪迈。在经历了数次失败之后，他们终于跨过了第一道"门槛"，发现了先导化合物，药物设计有了一个初始的模板。在注意到了流感病毒的内切核酸酶（Endonuclease）和 HIV 整合酶之间在生物化学方面的相似性之后，默沙东的病毒学专家团队建立起了酶学筛选平台，有效模仿病毒 RNA 的整合过程，然后从公司的化合物库里精心挑选了几百个内切核酸酶的抑制剂进行筛选。他们不仅发现了一些能抑制核酸链整合转录过程的二酮酸衍生物，而且这些二酮酸的衍生物在细胞培养中也能相当有效地抑制 HIV 的复制，这在当时是从零到一的关键性突破。

　　但是二酮酸衍生物不是理想的先导化合物，它们的化学稳定性不好，能与金属离子螯合，还有生物反应活性，用现在的术语叫"缺乏类药性"（Lack of drug-like properties），公司内部也存有不少怀疑的声音。在没有其他选择的情况下，默沙东的药物化学团队硬着头皮向前推进，竟然再次杀出重围，又开创出了一片新天地。他们建立了有规律可循的构效关系，提高了先导化合物抗病毒的抑制活性，而且还找到了能取代关键药效基团二酮酸的等效基团，大大提高了"类药性"。

打开局面之后，他们很快就找到了第一个临床候选药物，进入了更加艰难、投入资源更多的临床开发阶段。一而再，再而三，默沙东的前三种 HIV 整合酶抑制剂临床候选药物都出现了这样或那样的问题，被先后叫停。研发团队根据临床试验的信息反馈，不断修正药物设计，完善化合物的体内外性质，终于将第四种临床候选药推过了最后一道"门槛"。

2007 年 10 月，默沙东新药艾生特（Isentress）通过了美国食品药品监督管理局的鉴定，成为第一个上市的 HIV 整合酶抑制剂。更重要的是，2011 年 12 月艾生特被进一步批准用于年龄 2 ～ 18 岁的人群的治疗，[6]给未成年患者带来了新的希望。

以人为本

目前，对艾滋病毒的有效控制很大程度上仍旧局限于医疗条件好的发达国家，因为在那里，患者有条件享受社会医保或购买私人医保，可以严格地根据医嘱用药。但是在许多亚非拉发展中国家，艾滋病还在继续蔓延，据联合国艾滋病规划署统计，仅 2005 年一年，艾滋病就夺去了 300 多万人的生命，其中约 60 万是儿童。2012 年，全球范围内被艾滋病毒感染的人群已高达 3 500 万人，主要集中在撒哈拉沙漠以南的非洲国家。[7] 在中国，被艾滋病毒感染的人群总数虽然不多，但呈现出令人担忧的上升趋势，到 2008 年，艾滋病已成为导致中国人死亡人数最高的感染性疾病。中国的医务人员必须努力提高民众对艾滋病的认识，积极地控制艾滋病毒的进一步扩散。

发展中国家的艾滋病患者和政府大都无钱购买西方大药厂（Big Pharma）的抗病毒新药。尽管一颗胶囊或是一粒药片的成本只有几毛钱，但药厂在研发过程中的投入却是天文数字，根据最新的统计数据，开发一种新药的耗资超过 10 亿美元。所以，在制定药价时，大药厂必须考虑其专利保护的年限以及市场的需求，以期收回成本并有盈余。最后的药价与药片的生产成本基本上是无关的，只有这样，制药公司才有实力将大量的人力物力投入新药研发，我们才有希望攻克那些还在威胁人类健康的癌症和其他疾病。然而，社会舆论却不这么看，时常一味地指责大药厂为了追求利润"见死不救"，眼看着发展中国家的艾滋病人挣扎在痛苦和绝望之中。面对这个两难的现实，默沙东制药再一次以人为本，通过与社会各界的合作，努力把佳息患送到非洲国家患者的手中。早在 2000 年，默沙东就开始与博茨瓦纳政府联系，大幅度降低药价，然后通过美国政府、当地政府、世界银行、国际货币基金会（IMF）和各大私人基金会（如盖茨基金会），将佳息患等抗艾滋病药物分发到非洲国家。

　　2001 年，默沙东制药还率先在包括中国在内的亚洲国家大幅度降低抗艾滋病药物的价格，为整个人类的健康事业承担了应尽的责任和义务。2005 年，默沙东基金会[8]与中国卫生部签署了全面预防和治疗艾滋病的合作项目，并结成抗艾滋病合作伙伴关系（China-MSD HIV/AIDS Partnership，简称 C-MAP），向中国提供首期 5 年、共计 3 000 万美元的援助，用于偏远地区艾滋病的预防与治疗。"关艾计划"响应卫生部的艾滋病防控策略，深入推广"治疗与预防同步"的理念，及时更新一线艾滋病医生的诊疗知识，更好地为患者提供治疗和关怀。经过多年的努力，C-MAP 项目在提高一般大众对艾滋病的认知，提升政府卫生机构防治能力，加强对艾滋病感染者的关怀，降低疾病对社区产生的社会和经济影响等领域都取得了很大的进展，并荣获了 2011 年中国民政部颁发的第六届"中华慈善奖"[9]，被誉为"最有影响力的慈善项目"。每一个药物分子的价值可以用它的年销售额来估算，但它对人类健康的贡献却是无法用金钱来衡量的。

制药工业救死扶伤，是一个令人尊敬的崇高产业，也正因此，和其他产业相比，它始终处于道德标准的显微镜下，容不得半点"忽悠"。造假药、卖假药天理难容；研发了新药之后漫天要价、见死不救，同样要受到社会舆论的谴责。中国的新药研发产业来势迅猛，投入之多、涉及面之广都是前所未有的。在这个快速发展的过程中，希望中国制药界能以史为鉴，坚持以人为本，为中华民族乃至全人类的健康事业做出应有的贡献。

2011 年 3 月初稿于上海

2017 年 6 月修改稿于新泽西

注 释

1 总部位于美国新泽西州的默沙东（Merck Sharp & Dohme

Inc.）制药公司的前身，是德国著名化学公司默克（Merck）
1891 年在美国创立的分公司，第一次世界大战之后被美国政府
作为敌方资产没收，1919 年成为独立的美国化学与制药公司。
1953 年，美国的默克公司与沙东（Sharp & Dohme）制药公
司合并，拓展海外业务。为了避免混淆，该公司与德国的默克
公司协商决定，在北美洲，美国公司以 Merck 为名，但在世界
其他各地，均以 Merck Sharp & Dohme 为名。而德国公司在
其本国也以 Merck 为名，在其他各国则以 Merck KGaA 为名。
此惯例沿用至今。

2 乔治·W.默克这段话的英文原文是：We try to remember
that medicine is for the patient; we try never to forget that
medicine is for the people; it's not for the profits. The profits
follow and if we have remembered that, they have never failed
to appear and the better we have remembered that, the larger
they have been.

3 详见本书第二章《人类与细菌的"军备竞赛"》。

4 最早发现 HIV 的法国病毒学家弗朗索瓦丝·巴尔-西诺
西（Françoise Barré-Sinoussi）和吕克·蒙塔尼耶（Luc
Montagnier）荣获 2008 年诺贝尔生理学或医学奖。同年获此奖
项的还有发现人乳头瘤病毒（HPV）致癌的德国科学家哈拉尔

德·楚尔·豪森（Harald Zur Hausen）。详见本书第八章《凝结中国科学家毕生心血的疫苗》。

5 罗伊·瓦杰洛斯博士这段话的英文原文是：But this is not business as usual. Too many people were dying. The infection was spreading and its epidemiology shifting ... The level of dedication to HIV research, from top of MRL to the bottom, was unbelievable. So was the level of investment Merck was making in what threatened repeatedly to be a total failure.

6 儿科用药必须有更高的安全指数，详见本书第七章《"是药三分毒"的背后》。

7 Joint United Nations Programme on HIV/AIDS (UNAIDS). (2013) *UNAIDS Report on the Global AIDS Epidemic 2013.* Geneva: UNAIDS; World Health Organization.

8 美国默沙东基金会成立于 1957 年，作为一个非营利的私营慈善基金会，它坚持在无任何附加条件的前提下，支持全球众多企业社会的责任项目和研究项目，尤其是在健康、教育、社区这三个领域。默沙东基金会迄今全球捐赠额已超过 7 亿美元，其中包括 C-MAP 合作项目以及持续了 20 多年的伊维菌素捐赠项目。详见本书第三章《为了一个没有河盲症的世界》。

9 中华慈善奖是由国家民政部颁发的我国政府最高规格的慈善奖项，于 2005 年设立。"中华慈善奖"在原来的"爱心捐助奖"基础上更名设立，每年评选一次，按爱心捐赠、志愿服务、慈善项目三类分别评选，表彰在赈灾、扶老、助残、救孤、济困、助学、助医以及支持文化艺术、环境保护等方面做出突出贡献的个人、机构以及优秀慈善项目。

第二章 人类与细菌的"军备竞赛"

从青霉素的工业化生产到新型复合抗生素的研发

1942 年 3 月 14 日,一个被细菌感染的病人接受了美国历史上第一例青霉素治疗。光这一个病人就用掉了全美国当时青霉素库存的一半,而生产这些非常难得的少量青霉素的厂家就是美国默沙东制药的前身,当年的默克制药公司。

青霉素:从弗莱明的偶然发现到
默沙东的大规模生产

青霉素(Penicillin)的发现是人类生存和致病细菌(又称病原菌)的长期斗争中一个非常重要的转折点。

1928 年 9 月 28 日，英国伦敦大学圣玛莉医学院（现属伦敦帝国学院）细菌学教授亚历山大·弗莱明（Alexander Fleming）在实验楼的地下室里发现，他前几天忘了加盖子的细菌培养器皿中，长出了一种蓝绿（青）色的霉菌，而在这些蓝绿色的霉菌孢子的周围，细菌的生长被抑制住了，形成了一个无菌的圆环。弗莱明教授敏锐地判断出这些蓝绿色的霉菌孢子里一定含有某种抑制细菌生长的化学物质，他将其称为"青霉素"。

　　这个很偶然的发现引起了细菌学家们的关注，但是由于没有实用的生产线路，包括弗莱明教授本人对青霉素的研究都曾一度中断。直到 1938 年，由英国牛津大学的霍华德·弗洛里（Howard Florey）、恩斯特·伯利斯·钱恩（Ernst Boris Chain）和诺曼·希特利（Norman Heatley）领导的团队成功地从青霉菌里提炼出了抗菌的化学物质——青霉素，才使得这一重要的发现造福于人类。为此，弗莱明、钱恩和弗洛里共同获得了 1945 年诺贝尔生理学或医学奖。由于青霉素比当时的磺胺类药物更加安全有效，马上获得了整个医药界的热切关注。但是，青霉素的进一步研发却遇到了很大的困难，除了实验室的小试之外，连车间中试都未能取得成功，更不用说大规模生产了。当时的一位资深行家是这样进行描述的："那些该死的霉菌就像是一个坏脾气的歌剧演员，令人难以捉摸，产率非常低，分离极为困难，提取更是要命，纯化简直是灾难性的，测试也不可能令人满意。"这可不仅仅是他一个人的看法，整个制药界都对青霉素的工业化生产一筹莫展。

1941年底，日军偷袭珍珠港之后，美国正式加入第二次世界大战。到了1942年3月，由默沙东生产的全美国的青霉素库存仅够治疗两个病人，根本无法满足前线伤员救护的紧急需要。在美国政府的组织下，默沙东与美国几大制药公司结为同盟，精诚合作，在很短的时间内，共同攻克了青霉素大规模工业化生产这一难题。默沙东制药采用当时最先进的浸润式深罐发酵方法（Submerged deep tank fermentation），大大提高了青霉素的产率。1943年，默沙东制药新建成的青霉素车间共生产了42亿个单位的青霉素。1945年，默沙东青霉素的年产量迅速增长到了6 400多亿个单位，满足了当时盟军在第二次世界大战的各大战场以及美国国内的需求。青霉素的广泛和及时使用，大大降低了伤员的感染，加快了伤口的愈合，减少了因伤口感染而不得不进行的截肢和相关手术，使盟军的非战斗减员降低了10%～15%，对反法西斯战争的最后胜利起到了非常重要的作用。1933 年时仅有 35 人的默沙东新药研究院（当时名为 Merck Institute for Therapeutic Research）也发展为战后拥有 500 多名研究人员的大型研究机构，为战后现代化制药的迅速发展奠定了基础。

链霉素：从"土壤之人"威克斯曼到默沙东的专利和技术转让

在青霉素被发现之前，细菌感染让人谈虎色变。肢体上一个小小的创伤经常会因为感染而不能愈合，最后只能截肢，如果不及时的话，很有可能会夺去患者的生命。

细菌的历史比人类长很多，它们是这颗星球上的老住户了，所以整个人类的历史都有细菌的"亲密陪伴"。但是，在农业文明之前，人类与细菌基本上还是能"和平共处"的，那时我们的祖先以狩猎、采集和游牧为生，无定居地，人口密度很低，零星的细菌感染不可能有机会大面积地快速传播。农耕把我们的祖先牢牢地拴在了土地上，谷物和牲畜的驯化大大提高了生产力，定居的村落逐渐发展到集镇，人口密度越来越高，先前零星的细菌感染在高密度的人群集居地有了广泛传播的可能性，再碰上传染性强的细菌，就会发展成可怕的"瘟疫"，能在很短的时间内把整个村落变成坟场，哀鸿遍野。早在公元前 430 年前后，就爆发过人类历史上著名的"雅典大瘟疫"，持续了近 4 年，导致近半数的希腊人惨死，几乎摧毁了希腊城邦。

因为细菌是微小的单细胞生物，用肉眼无法看见，所以人类长期以来一直被这些看不见的小东西所困扰，把"瘟疫"视为"妖魔作祟"或是"上帝惩罚"。直到 1683 年，荷兰科学家列文虎克使用自己设计的单透镜显微镜，在放大了约 200 倍之后，第一次观察到了这些"活的小东西"（所以叫微生物），科学家们开始怀疑，就是这些"活的小东西"给人类带来了疾病和瘟疫。其后的几百年里，越来越多的研究结果直接或间接地把"传染性疾病"的起因与这些微生物联系在一起，把它们称为"细菌"（Bacteria）。19 世纪末，著名的法国科学家路易·巴斯德（Louis Pasteur）和罗伯特·科赫（Robert Koch）确定无疑地证实了细菌可以导致疾病。到了 20 世纪初，寻找抑制和杀死致病细菌的方法和药物已经成了医药研究的大热门。

1938 年，默沙东制药为罗格斯大学微生物学教授塞尔曼·威克斯曼（Selman Waksman）的实验室设立了学术基金，用于土壤微生物学（Soil microbiology）的研究。土壤微生物学在当时还是一门新兴的学科，没有受到应有的重视，也得不到足够的科研经费。默沙东制药公司的及时投入，使得威克斯曼教授的研究可以顺利进行。1940 年，威克斯曼教授的研究团队首先发现了放线菌素（Actinomycin），根据默沙东与罗格斯大学以及威克斯曼教授三方的合同，罗格斯大学科研基金会将威克斯曼教授的放线菌素发明专利转让给默沙东制药，由默沙东制药独家研发，于 1964 年上市。威克斯曼教授最先把这一类化合物称为"抗生素"（Antibiotics），这个名词很快被学术界接受，并在社会上流传开来，成为最常用的医药名词之一，妇孺皆知。

威克斯曼教授毕生从事土壤微生物学的研究，从他的实验室里先后发现了 20 多个新型抗生素，其中最著名的是 1943 年发现的链霉素（Streptomycin）。链霉素的问世引起了全世界的轰动，因为那是当时唯一能治疗肺结核（Tuberculosis）的抗生素，威克斯曼教授不但因此而荣获 1952 年诺贝尔生理学或医学奖，而且还成了《时代》周刊封面人物，被誉为"土壤之人"（Man of the Soil）。

和放线菌素一样，链霉素的发明专利也归默沙东制药公司所拥有，它理所当然地成为链霉素的独家生产者。第二次世界大战结束后，肺结核在很多国家开始流行，严重威胁着人类的健康，默沙东生产的链霉素被视为"救命稻草"，给患者带来了希望，也给公司带来了巨大的利润。但是，在世界范围内，链霉素供不应求，肺结核仍在蔓延，在威克斯曼教授的请求下，乔治·默克毅然决定将链霉素的专利权退还给罗格斯大学科研基金会，这样一来，其他制药公司也可以从罗格斯大学获得许可，生产和销售链霉素，共同抑制结核菌的蔓延。战败的日本是当时肺结核流行最严重的国家，默沙东制药把自己的链霉素生产技术传授给了日本制药公司，为日本战后的复兴做出了重要贡献。虽然默沙东制药在链霉素的专利授权和技术转让中没有赚一分钱，但后来的发展却让默沙东制药声名鹊起，成为最受尊敬的制药公司之一。许多健康医药领域的企事业都乐意与默沙东公司合作，他们看重的是默沙东公司以人为本、不贪图眼前利益的企业价值观。

抗药性：从进化论之必然到人类健康的新威胁

青霉素、链霉素等多个天然抗生素的发现，使人类在与细菌的"军备竞赛"中取得了显著的优势，细菌感染大多能很快被控制住，不再令人谈虎色变。但好景不长，这个优势是短暂的，人类刚刚从传染病和瘟疫的阴影里走出来，稍稍喘了一口气，细菌对这些抗生素的反击战就已经初见成效——具有抗药性的变异细菌被发现了。

抗药性或耐药性（Drug resistance）是指药物治疗疾病或改善病人症状的效力降低。尽管抗药的细菌给人类健康带来了新的威胁，但这也是进化论的有力佐证。

很多人以为抗药性是因为细菌对抗生素产生了某种针对性变异，其实这是不准确的。根据达尔文的进化论，所有物种都在持续不断地随机变异，在生存环境相对稳定的情况下，一个物种内因为随机变异而产生的不同基因类型的分布也相对稳定，呈"动态平衡"，最适应外部环境的基因类型总是在数量上占绝对优势，被看作"正常"物种，而其他相对劣势的基因类型则被看作"变异"物种。一旦生存环境发生了变化，比如近年来的气候变化，一个物种内能耐热耐旱的基因类型相对于其他的基因类型就有了优势，哪怕一开始只有一丁点儿。随着时间的推移，这个能耐热耐旱的基因类型在此物种里所占的比例就会越来越多，逐渐被"富集"起来。如果气候变化再持续下去，它最终会成为占绝对优势的"正常"物种，这就是达尔文所说的"物竞天择，适者生存"。一个物种能不能在逐渐变暖的地球上生存下来，取决于这个物种内随机变异的基数是不是足够大，基因类型的分布是不是足够广。如果基数太小，分布不广，能耐热耐旱的基因类型不存在或者是达不到"可持续密度"，那么这个物种迟早会被淘汰的。当一个物种，比如大熊猫，数量下降到一个临界值，它的基因类型分布就会十分有限，对于环境变化的适应性就会很差，这就是"濒危物种"所面临的困境。

细菌不是濒危物种，虽然抗生素的广泛使用给这些小东西的生存造成了很大的压力，但是细菌的基数足够大，基因的分布极广，而且各种变异的出现又非常快，绝不是几个抗生素就能斩尽杀绝的。研究结果表明，在青霉素使用之前，对青霉素有抵抗力的细菌已经存在了，只不过在没有使用青霉素所带来的"自然选择"压力的生存环境中，它们的优势不能体现出来，只能维持在"劣势物种"的低水平。青霉素来了，给没有抵抗力的"正常"细菌带来了灭顶之灾，但是极少数有抵抗力的"劣势"细菌活了下来，并且把这种耐药特性遗传给了它们的后代，产生了有抗药性的"变异细菌"。

一代又一代，随机的变异不断地发生着，在抗生素的巨大压力之下，不具有抗药性变异的细菌被无情地淘汰了，而大部分能产生抗药性的变异则"被选择"了。它们不断繁衍，抗药性越强的基因类型越是容易"被选择"，所谓的"抗药性"也就越来越强，给人类的生存和医药工作者带来了新的挑战。

根据欧洲疾病预防与控制中心研究人员的最新报道，[1]目前仅在欧盟以及欧洲经济区（EU/EEA），每年因为抗药性细菌感染而造成的死亡人数就超过 3.3 万，与此相关的医疗费用至少达 15 亿欧元。2013 年，美国疾病预防与控制中心在《抗药性威胁》的报告中称，美国每年因抗药性细菌感染而患病的人数超过 200 万，其中至少有 2.3 万人死亡，与其相关的直接医疗保健费用估计高达 200 亿美元，社会生产力损失更是高达 350 亿美元。在人口众多的中国、印度等发展中国家，目前尚无可靠的统计数据，但是不难想象，在发展中国家里抗药性细菌性感染所造成的死亡人数应该远远高于这个数字。全球抗生素研究与发展伙伴（The Global Antibiotic Research & Development Partnership, 简称 GARDP）2018 年 9 月发布新闻称，在全球范围内，每年因抗药性细菌感染而造成的新生儿死亡人数就超过 20 万。如何在全球范围内有效控制抗药性细菌感染，是一项刻不容缓的艰巨任务。

碳青霉烯：从细菌抗药性的机制到
默沙东的新型抗生素

细菌对抗生素的耐药性目前已知的主要有 4 种机制：

1. 最常见的是，细菌把入侵的抗生素分解掉，比如耐药菌产生的 β-内酰胺酶（β-lactamase）能分解包括青霉素在内的 β-内酰胺类抗生素的 β-内酰胺环；另外，耐药菌产生的钝化酶（磷酸转移酶、核酸转移酶、乙酰转移酶）可以使氨基糖苷类的抗生素失去抗菌活性。

2. 细菌自身发生的突变使得抗生素的作用靶点（如核酸或核蛋白）的结构发生了变化，抗菌药物就无法或不易发挥作用，比如耐甲氧西林的金黄色葡萄球菌就是产生了青霉素的蛋白结合部位的某些变异，降低了药物的活性。

3. 细菌细胞膜渗透性或其他特性发生变异，使抗菌药物无法进入其细胞内。

4. 细菌的基因突变产生的外排泵系统（Efflux pumps），以主动运输的方式将进入其细胞内的药物排出细胞外。

以分解青霉素的 β-内酰胺酶为例，早期发现的内酰胺酶效率很低，并不能很有效地分解青霉素，所以这些早期的抗药细菌在青霉素压力下的存活率比"正常"细菌仅仅高了一点点。这些"一点点"的随机变异在青霉素"自然选择"的压力下不断地被富集，被"优化"，直至产生高效率的内酰胺酶。为了制服这些能产生 β-内酰胺酶的抗药细菌，医药界的科研人员开始寻找不会被 β-内酰胺酶分解的新型抗生素，由默沙东制药研发的亚胺培南（Imipenem）就是其中很成功的新一代"碳青霉烯"（Carbapenem）类抗生素。

从概念上讲，研发耐 β-内酰胺酶的新型抗生素不会很难，但各大药厂的早期尝试都没有获得成功。"人算不如天算"，1976 年，当各大药企的研究人员还在不断摸索，到处碰壁的时候，默沙东实验室的科学家们从一种链霉菌的发酵液里发现了一个新型的天然抗生素——噻烯霉素（Thienamycin），因为化学稳定性很差，噻烯霉素的结构到 1979 年才被确定。科学家们发现它与青霉素很相似，也含有 β-内酰胺的核心结构，但是内酰胺并环上的硫原子被碳原子取代了，另外还加进了碳碳双（烯）键，所以它被定义为"碳青霉烯"类抗生素。这些结构上的变化使得碳青霉烯很难被 β-内酰胺酶分解，但保留了青霉素广谱杀菌的特性，正是医药界苦苦寻找的新一代抗生素。从进化论角度看，碳青霉烯类抗生素应该和有抗药性的细菌一样，也早就存在了，但从筛选技术上讲，只有在抗药性的细菌被"选择和富集"了之后，能够杀死这些细菌变异的天然碳青霉烯类抗生素才有可能被发现，因为它们反过来又被这些新型的耐药细菌"选择"了。

噻烯霉素本身的化学稳定性不好，不易于制备和保存，也不适合于临床应用。但是，有了这个样板，"仿制"起来就容易多了，而且目标也明确，那就是要发明一个比噻烯霉素更稳定，适合于临床使用的碳青霉烯类抗生素。通过一个很简单的化学修饰，将噻烯霉素支链上的氨基保护起来，默沙东的科研团队合成出了亚胺培南——第一个被批准用于临床的碳青霉烯类抗生素。

从此，人类与细菌的"军备竞赛"进入了一个新的轮次。

愈演愈烈：从"超级细菌"的发现到
"后抗生素时代"

这一次，我们学乖了。我们无法阻止抗药性的出现，但是我们可以延缓它的发生，延长抗生素的使用期。为了延缓针对碳青霉烯有抗药性的细菌变异被选择和富集，发达国家对这些新型抗生素的使用做了非常严格的控制，剂量与服用期必须严格遵守医嘱，以保证其疗效，尽量避免滥用和误用。

但是，在大多数发展中国家，由于医药管理制度不健全，缺乏基础的医学常识教育，滥用抗生素的现象非常严重。到目前为止，还有很多中国老百姓，不管是什么病，只要有头疼脑热，先吃几片头孢（头孢菌素 [Cephalosporin]，另一种 β–内酰胺类的抗菌素）再说。这样做的结果就是出现人们常说的"药吃多了，不管用了"。中国抗生素滥用的状况到底有多严重？中国药学会发布的《2009—2011 年抗菌药临床使用情况初步分析》显示，在其样本医院中，抗菌药物占医院药品总金额的年平均份额为 19.3%，远远高于国际一般水平。

早早晚晚，在多种抗生素的持续压力下，超级细菌还是跟我们面对面了。

超级细菌并不是单纯地指某一种细菌，人们一般把对几乎所有抗生素有抗药性的细菌统称为超级细菌，包括多重耐药铜绿假单胞菌、多重耐药结核杆菌、泛耐药肺炎杆菌、泛耐药绿脓杆菌等。这个大家族的成员还在不断地被发现，并且越来越多。在众多的超级细菌中，最著名的要数耐甲氧西林金黄色葡萄球菌，这个名字太长，大家就把它简称为MRSA。最早的时候，青霉素就能轻松搞定这种细菌，可随着抗生素的普及，没有抗药性的金黄色葡萄球菌都被杀死了，剩下的都是有抵抗力的变异物种，能产生青霉素酶破坏青霉素的药力。发展到今天，唯一有机会对抗MRSA的只有万古霉素（Vancomycin）了。

后来，科学家们又在一些曾在印度接受过外科手术的病人身上发现了一种含有金属β-内酰胺酶的超级细菌，这种细菌被命名为新德里金属β-内酰胺酶-1（New Delhi metallo-β-lactamase-1，简称NDM-1），它与以往的耐药菌有很大的不同，复制能力很强，传播速度快且容易出现基因突变，是一种非常危险的超级细菌，因此它的出现引起了医药界的高度关注。

2015年底，在一篇没有多少国人注意的科学论文中，华南农业大学的科研团队宣布从中国的细菌里发现了一种正在传播的基因，取名为MCR-1，使它们能够抵抗现有的最强大的常常是作为"最后手段"的抗生素。中国长期以来人口众多而又密集，人畜之间的近距离接触相对频繁，这使中国成为新的感染性疾病的滋生地。目前中国牲畜抗生素的用量（每头）是美国的三倍，占全国抗生素消耗总量的一半。据信，最新发现的耐药基因就是在中国的家猪中变异产生的。有证据显示，含有这种基因的耐药细菌已蔓延到了老挝和马来西亚。

有科学家表示，一旦某种超级细菌在全球蔓延开来，人类将进入"后抗生素时代"。

所谓"后抗生素灾难"（Post-antibiotic apocalypse）指的是"泛耐药性"超级细菌的普遍出现使得抗生素不再有效，感染性疾病再次成为人类健康的严重威胁。这个说法许多年前就有人提出了，但是并没有引起足够的重视，在很多人的脑子里已经淡漠了。其实它正在悄悄地降临，而中国极有可能是后抗生素时代的主战场之一。很多微生物学家表示，目前的情况看起来非常不妙，我们正在这场战争中失去阵地，所有的祸源都已各就各位，NDM-1、MCR-1等耐药基因在全球的蔓延只是一个时间问题，也许就是今年、明年或后年。

面对这场渐渐逼近的"后抗生素灾难"，制药人应该有怎样的担当？

论持久战：制药人肩负重任

你也许会问，既然具有抗药性的细菌始终存在，与用不用抗生素无关，为什么滥用抗生素会恶化抗药性的问题？这主要是一个轮次的问题，细菌每隔几小时就繁殖一代，使用抗生素越频繁，细菌被选择的轮次也就越多，抗药变异的富集也就越快，所谓的"抗药性"就越强。

另外，严格控制抗生素的使用，还能使已经有抗药性的细菌自动退化，失去抗药性。在抗生素的压力下，不含有NDM-1、MCR-1等耐药基因的细菌是劣势物种，生存受到严重的威胁。一旦它们生存的外部抗生素压力消失，就能反客为主，重新成为优势物种，而那些能产生β-内酰胺酶的耐药性细菌就没有了优势，原来是生存的必需，现在却成了消耗能源的累赘，它们反而成了劣势物种，失去了竞争力，繁衍几代之后就被边缘化了，回到先前的以不耐药细菌为主的自然分布。这有点像超级大国军备竞赛中的"裁军谈判"，双方销毁核武器，回到常规武器，因为维持一个时刻准备着的庞大核武器库是很消耗资源的。

可见抗生素的使用是很有讲究的，要规范化。什么情况下用，用多少，用多长时间，都应该严格遵照医嘱。目前默沙东制药正积极协助中国相关专业协会，支持中国更加规范地使用抗生素。

亚胺培南的上市使碳青霉烯类抗生素的研发成为医药界的一大热门。为了提高亚胺培南在人体内的半衰期，延长药效，默沙东又推出了亚胺培南与西司他丁（Cilastatin）的复合抗生素——泰能（Tienam）。作为对付抗药性很强的"超级细菌"的重要手段，泰能是经验性治疗（医）院中重度感染的一线用药。2001 年，默沙东又推出了新一代的碳青霉烯类抗生素怡万之（Invanz，学名厄它培南 [Ertapenem]），为制服"超级细菌"提供了新的武器。

变异自始至终存在，进化永远不会停止。

无论是"军备竞赛"还是"裁军谈判"，人类与致病细菌之间的战争均是一场真正意义上的"持久战"。为了人类的健康事业，医药领域的科研人员始终活跃在抗生素研发的第一线，为人类的健康事业做出了不可磨灭的贡献。

2012 年 12 月初稿于上海

2017 年 7 月修改稿于新泽西

注 释

1 Cassini, A., Diaz Högberg, L. D., Plachouras, D., et al. (2018) Attributable deaths and disability-adjusted life-years caused by infections with antibiotic-resistant bacteria in the EU and the European Economic Area in 2015: a population-level modelling analysis. *The Lancet Infectious Diseases*, 19(1): 56−66.

第三章　为了一个没有河盲症的世界

从伊维菌素再谈以人为本的新药研发

在默沙东研发的众多新药里，抗寄生虫病的伊维菌素（Ivermectin）是颇具传奇色彩的。

根据默沙东实验室老前辈威廉·C.坎贝尔（William C. Campbell）博士的回忆："在一个特殊的日子，1975年5月9日，一间实验室的鼠笼里有一只老鼠被特意感染了蠕虫——但不足以致病。那一天，它的食物有些变化——一些液体被掺进了它的常规食物中。这只老鼠吃了近一个星期的特殊食物，然后恢复正常饮食。大约一个星期之后，它体内的蠕虫就不见了！"[1]

获奖感言：抗寄生虫药荣登大雅之堂

2015 年，诺贝尔生理学或医学奖颁给了美国默沙东实验室生物学家坎贝尔、日本微生物学家大村智以及中国科学家屠呦呦，表彰他们对发现抗寄生虫药物伊维菌素和青蒿素所做出的重要贡献。

因为我写过有关伊维菌素的研发故事，诺贝尔生理学或医学奖公布之后的几天，我收到了不少询问的微信、电话和邮件，都是问坎贝尔博士的。我很高兴地告诉大家，坎贝尔博士不但是我在默沙东的老前辈，而且也是我在威斯康星大学的学长，我挺自豪的。只有一位女士在电话里弱弱地追问了一句："那么那个日本人是干什么的？"我说那位日本老先生就是一个"挖烂污泥的"。她惊讶地说："挖烂污泥也能得诺贝尔奖啊！"我们都笑了。

虽然是句玩笑话，但是那个排在屠呦呦和坎贝尔之间，中国人很少提及的大村智先生一辈子收集和研究土壤样品却是一点不假，他本人在题为"土地的华丽馈赠"的获奖感言中就展示了他收集土壤样品时的照片。[2] 其实，大村智不是因研究"烂污泥"而获得诺贝尔奖的第一人，著名的链霉素发现人、1952 年诺贝尔生理学或医学奖得主威克斯曼就是一个不折不扣的"土壤之人"。[3]

大村智先生在他的获奖感言中说道:"世界上最重要的、革命性的、用途广泛的,但相对而言仍旧不出名的药物之一起源于日本的土壤里,无论从字面上看还是从含义里讲皆是如此。伊维菌素,一种衍生自单个微生物的药物,每年有超过 2.5 亿人(是全日本人口的两倍)可免费获得,就发现于日本的土壤里。它对于改善数亿男子、妇女和儿童(主要是贫穷和贫困社区)的总体健康和福利的影响依然是无法比拟的。它打破了许多先入为主的陈旧观念,尽管这个单一疗法多年来被广泛持续地使用,但耐药性并未发展。这促使它被列入世界卫生组织的'基本药物清单',这是所有基本卫生系统中最重要的药物汇编。一些国际公共卫生专家也大力推荐,将伊维菌素作为一种简单预防和有效治疗的公共卫生干预措施,在寄生虫多发的发展中国家和地区大规模地推广。"

"简而言之,伊维菌素被证明是世界上最杰出的生物医学发现之一……对全世界的动物和人类健康产生了不可估量的有益影响。"

伊维菌素：匪夷所思的抗寄生虫药

20 世纪 70 年代初，默沙东实验室的研究人员与世界各地的研究机构合作，收集各种土壤样品，从中培养、筛选和寻找抗微生物的活性物质。结果，在收集到的 4 万多个土壤样品里，仅在一个土壤样品的培养和筛选过程中，发现了一类全新的抗寄生虫的化合物。这个唯一的土壤样品是大村智所在的日本东京北里研究所提供的，它来自静冈地区伊藤市，是川奈海滨的高尔夫球俱乐部附近收集的单一土壤样品。

这些样品在被送到默沙东实验室之前，大村智在北里研究所的团队已经对它们进行了初步的筛选，并没有发现什么有意义的东西，所以也没有抱太大的希望。但在默沙东实验室的一个实验员将这些土壤样品的培养液用于一些常见的寄生虫时，奇迹出现了。他发现其中一个样品把所有的寄生虫杀得一干二净，欣喜之余，他从盛满培养液的烧瓶中取出几滴，放到另一个烧瓶里大量稀释之后，再用于那些寄生虫，结果还是把所有的寄生虫杀得一干二净。实验人员将这个已经稀释过的培养液又稀释了一次，得到的杀虫效果仍旧是一样的。由欣喜转为惊讶，这个实验人员连续将培养液的稀释过程重复了好几次之后，发现它还是有很强的杀虫效果。他把这个结果告诉了筛选的团队，经过几次重复之后，大家确信无疑，这个培养液里一定存在着一些非常高效的抗寄生虫的化学物质，他们决定做动物实验，于是故事开头坎贝尔博士回忆的那一幕出现了。

通过对该菌种的培养、发酵、分离和纯化，默沙东实验室的研究人员找到了这些化学物质，将它们命名为阿维菌素（Avermectin）。阿维菌素是一些含糖的大环状内脂类有机化合物，这个家族的不同成员对不同寄生虫的杀虫效果是不一样的，它们的化学稳定性也有明显差别，不是很理想。在深入研究的过程中，默沙东实验室药物化学部的研究人员把阿维菌素家族的一员——阿维菌素-B1（Avermectin-B1）的一个碳碳双键（C_{22}＝C_{23}）通过均相催化加氢还原，一步化学反应就做成了一个集中了阿维菌素家族不同成员优点的新化合物，不但稳定性好，而且生物利用度也有提高，它就是伊维菌素。

伊维菌素是第一个"体内外杀虫剂"（Endectocide），既能杀死体内寄生虫，也能杀死体外寄生虫。它的抗寄生虫药性之强实属罕见，比如，每千克体重0.001毫克的口服剂量就足以杀死狗体内的幼年心脏蠕虫（Dirolilaria immitis，又名 Heart worm），即使对于伊维菌素不太敏感的牛食道口线虫（Oesophagostomum radiatum）和牛肺蠕虫（Dictyocaulus viviparus），每千克体重 0.05 毫克的口服剂量也就够了。相比之下，其他口服药物的用量在每千克体重 40 毫克以上。伊维菌素的适用面也很广，能有效地杀死线蠕虫、跳蚤、虱子等寄生虫，每月一次用药几微克就可以有效地防止心脏蠕虫对狗的侵害。

寄生虫病在欧美发达国家的人群里已经很少见了，但在欧美的畜牧业和宠物业，每年因寄生虫病而造成的商业损失不下 40 亿美元。兽用的伊维菌素上市之后，很快成为家畜和宠物抗寄生虫的理想用药，年销售额接近 10 亿美元，北里研究所也因此获得了可观的提成。最初的菌种经发酵后，每立升培养液只能产生大约 9 微克的阿维菌素，经过工艺部门的不断筛选和优化，新菌种发酵后阿维菌素的产量提高了五六个数量级。多年来，只有默沙东拥有能产生阿维菌素的唯一菌种，直到 1999 年，意大利的一家实验室才找到了第二个能产生阿维菌素的菌种，结束了默沙东对它的垄断。

河盲症：令人生畏的寄生虫病

在人口众多的发展中国家里，各种各样的寄生虫病，如热带的疟疾、血吸虫病等，依然严重地威胁着人民的健康。在撒哈拉沙漠以南的非洲国家里，有一种令人生畏的寄生虫病，因为多发于居住在河边的人群，而且会导致患者失明，被称为"河盲症"（River blindness）。

在水源奇缺的撒哈拉沙漠以南地区，部落民族一般都沿河而居，以利生息、农耕和放牧。然而，在那一带的河水里繁殖的黑蝇大多携带着一种被称为"盘尾丝虫"（Onchocerca volvlus）的寄生虫蚴。在河边作息的人被黑蝇叮咬后，盘尾丝虫蚴便被注入体内，开始了在人体内的寄生周期。虫蚴在患者的皮下慢慢地长大，最长的成虫可达两尺。它们聚集于皮下，使患者奇痒无比。成虫一旦进入患者的眼睛，就会引起角膜的炎症，最终导致失明。在一些发病严重的村落里，50岁以上的成年人中失明的患者甚至高达60%。

在研发伊维菌素的过程中，默沙东实验室的科学家们注意到了伊维菌素可以有效地杀死一种与盘尾丝虫很类似的马的寄生虫，进而敏锐地推断出伊维菌素也许能杀死盘尾丝虫，从而治愈河盲症。[4]他们很快拟订了进一步研究的方案，递交给了当时主管研发的公司副总裁罗伊·瓦杰洛斯博士。单从账面上看，这又是一桩赔本的买卖。撒哈拉沙漠以南地区集中了世界上最贫困的国家，生活条件之恶劣、物质资源之匮乏到了难以想象的地步，研发成本甚高的各大制药公司不可能在那个地区获得任何的利润。但是，为了坚持以人为本，默沙东公司还是决定做这桩赔本的买卖。带着探索未知的好奇和征服疾病的强烈欲望，带着救死扶伤的责任和义务，默沙东实验室的科学家远赴非洲，首先在塞内加尔开始了小规模的安全评估（Safety assessment，简称安评）与临床试验，结果非常令人鼓舞，试验也很快扩大到马里、加纳、利比里亚、乍得等国。伊维菌素对于盘尾丝虫蚴的杀伤力之强令人匪夷所思：以每公斤体重150微克的剂量，一年口服一次就足以杀灭所有的盘尾丝虫蚴！

通过了严格的安评之后，默沙东制药决定将兽用伊维菌素用于河盲症的治疗。但是，由于河盲症仅发生在撒哈拉沙漠以南的非洲国家和少数拉美国家，美国没有病例，所以河盲症不是FDA的注册疾病，将伊维菌素用于河盲症根本就无法在美国申请报批。[5]好在旅居法国的非洲移民中有少数河盲症的病例，使它成为法国医药管理部门的注册疾病，于是默沙东将人用伊维菌素（商品名改为 Mectizan）在法国申报，并获得批准。

慷慨解囊：史无前例的医药捐赠

新的问题又来了：如何才能将伊维菌素送到当地居民的手里？那些国家没有健全的医保和公共卫生系统，很多地方连公路都没有，有些偏僻的村寨甚至连越野车也开不进去。

尽管每年只需口服一次，但谁来为这些伊维菌素的生产和销售买单？不管药价定得多低，那近 2 000 万河盲症患者和 8 000 万受河盲症威胁的非洲老百姓都不可能买得起。而免费捐赠又有悖于必须依靠利润才能有巨额资金投入新药研发的现代制药工业模式。面对这个两难的选择，从主管研发的副总裁晋升为默沙东首席执行官的瓦杰洛斯博士说服了董事会，毅然决定向全球所有被盘尾丝虫感染和受到感染威胁的人群无限期无偿提供伊维菌素，直至河盲症这一公共健康问题得到彻底解决。

当时有很多人不理解默沙东的这一决定，他们认为上市的制药公司应该为它的持股人提供最高的红利，而不应该牺牲持股人的利益来参与慈善事业，因为那是慈善机构该做的事。然而，这一举动充分体现了默沙东一以贯之的"以人为本"和"为社会提供更好的产品和服务"的宗旨，赢得了社会的尊重，极大地提高了默沙东研究人员的工作热情和献身精神，也使默沙东成为有志于医药工业的年轻人心目中理想公司的首选，被美国《财富》杂志连续7年评为"全球最令人敬佩的公司"。

现代制药是一项尖端科技产业，涉及生命科学的各个领域。优秀科技人才的聚集大大提高了默沙东的科研水平，确立了默沙东在制药界的领先地位。长期以来，默沙东实验室在基础医药学、化学、生物技术等各个生命科学的研究领域取得了多项突破性的进展，一直被学术界的广大同仁所推崇，享有很高的声誉。

每年，默沙东实验室的研究人员都要发表相当数量的高水平学术论文，足以跟世界一流大学和研究所比肩，他们经常被邀请去大学、研究所和各种学术会议做演讲。反过来，默沙东实验室每年也邀请许多大学和研究所的著名学科带头人，以及学术界年轻的后起之秀来做演讲，进行学术交流。

许多原本看好学术机构的科研人才纷纷加入默沙东实验室，年轻的博士毕业生和博士后更是以加入默沙东实验室为荣，以至于在很长一段时间内，业界的同行不无妒忌地戏称默沙东实验室拥有世界一流大学生命学科博士毕业生的首轮"选秀权"。

以人为本的精神吸引了优秀的人才，优秀的人才创造出了更优秀的科技。从长远看，默沙东的捐赠决定还是为它的持股人带来了更多的利益。

功不可没：指日可待的河盲绝灭

制药是为了救死扶伤，祛病消灾，在这个层面上，伊维菌素对提高和改善整个人类的健康状况和生活条件的贡献是无法用金钱来衡量的。从 1988 年开始，默沙东与卡特基金会合作，在众多志愿者的参与下，持续向撒哈拉沙漠以南地区的各个非洲国家分发伊维菌素。随后，伊维菌素的无偿捐赠又扩展到拉丁美洲的安提瓜、危地马拉、厄瓜多尔、委内瑞拉和哥伦比亚等国。鉴于在非洲国家和也门丝虫病和河盲症并存，1998 年默沙东将伊维菌素捐赠项目扩展至丝虫病的治疗。

截至 2012 年，默沙东已为非洲、拉丁美洲及也门的 11.7 万个群体捐赠了价值 51 亿美元的伊维菌素片，并为伊维菌素捐赠项目提供了约 4 500 万美元的直接资金支持。在拉丁美洲的 6 个流行国家中有 4 个国家的河盲症传播已被遏制，在 5 个非洲国家的 9 个地区的传播也同样被遏制，没有新病例出现。

　　默沙东公司现任总裁兼首席执行官福维泽说："25 年后，伊维菌素捐赠项目的发展势头依然强劲，在全世界逐步实现消除河盲症这一长期目标的过程中发挥作用，带来改变，这是振奋人心的。我们惊叹于这一合作联盟在保护后代免受河盲症病痛中的突出表现。河盲症会给患病者及其家人、医疗系统和当地经济带来灾难性的后果。捐赠项目的成功表明：通过合作，我们可以成功解决世界上最棘手的健康问题，即使是容易被忽略的地区、容易被忽略的疾病。"

　　独特的公私团体合作使伊维菌素捐赠项目的实施成为可能。这一合作的参与者包括世界卫生组织、世界银行、全球卫生工作组、非洲盘尾丝虫病控制项目（APOC）、美洲盘尾丝虫病根除项目（OEPA），以及流行国家的卫生部门、非政府发展组织和当地团体。

　　美国前总统吉米·卡特也表示："默沙东的伊维菌素捐赠

项目史无前例，25 年来在为河盲症患者减轻病痛方面取得了重大进展。之前我们对解决非洲河盲症问题的预期仅是控制，但目前一些非洲国家在彻底消灭河盲症方面取得了重大进展。在西半球，卡特中心及其合作伙伴几乎将河盲症彻底根除。因为默沙东的贡献、病症流行国家的支持以及强大的合作，我们可以预见一个没有河盲症的世界。"

　　每年的 10 月 11 日是世界视力日，启动伊维菌素捐赠项目 30 年后的今天，默沙东与合作伙伴共同庆祝了在消灭河盲症进程中取得的重大进展。河盲症是世界范围内导致可预防性失明的主要原因之一。据世界卫生组织预测，伊维菌素的无偿捐赠有希望使河盲症在 2020 年前后从地球上绝迹，可以说是继牛痘灭绝天花之后，人类医药健康史上又一个伟大的成就。

2011 年 5 月初稿于新泽西

2017 年 8 月修改稿于新泽西

注　释

1　威廉·C.坎贝尔的演讲原文，见 www.nobelprize.org。

2 大村智的演讲原文，见 www.nobelprize.org。

3 详见本书第二章《人类与细菌的"军备竞赛"》。

4 盘尾丝虫引起的角膜炎症对视力的破坏是永久性的，不会因为伊维菌素杀死患者体内的盘尾丝虫而逆转。治愈河盲症，不仅可以解除患者皮下的瘙痒，还可以使早期的病人免于失明的痛苦，但不能使已经失明的晚期病人恢复视力。

5 由于人用伊维菌素不能在 FDA 报批，在无偿援助的初期，许多非洲国家的政府和老百姓都怀疑此举的动机，认为默沙东有可能是在拿兽药在非洲人身上做试验。但事实很快证明，伊维菌素是治疗河盲症的高效且安全的药物。

第四章 遭遇"黑天鹅"的有准备之人

保列治和保发止的发现

原始制药（确切地说应该是找药）都是没有分子靶标的。从神农尝百草开始，一直到生命科学发展到分子水平之前，找药都是直接针对疾病症状的。这样做，成功的几率很低，因为只能做表观的筛选而无法进行系统性的优化，基本就是碰运气。更重要的是，在没有动物疾病模型的情况下，直接在自己或患者身上试药是非常危险的，传说中的神农氏就是因为误食"断肠草"而客死他乡的。

不期而终的荷尔蒙研究

现代分子生物医学的创立，使我们在近几十年里对许多疾病的认识有了长足的进步，比如人体胆固醇的调控，包括胆固醇的生物合成和转移，摄入胆固醇的吸收和代谢，以及胆固醇与心脏病之间的联系，等等。基于这些基础研究的结果，以羟甲基戊二酰辅酶 A 还原酶（HMG-CoA reductase）为药靶，默沙东等几大制药公司先后研发出了历史上销售量最大的"他汀"（Statin）类药物，如舒降之，大大降低了冠心病患者心梗的风险。[1] 可是，在很多情况下，在早期研究中被看好的分子药靶要么不能被验证，要么与毒性相关，甚至可能因为没有合适的市场，而得不到进一步研发。

早在 20 世纪 60 年代中期，默沙东实验室的科研人员就开始了对男性荷尔蒙的研究，希望能找到治疗青春期粉刺的新药。青春期是性荷尔蒙活动的旺盛期，随之出现的青春期粉刺多半与男性荷尔蒙的活动有关系。当时主要有两个已知的甾体类雄性激素（Steroid hormones）：睾丸酮（Testosterone）和作用更强的二氢睾丸酮（Dihydrotestosterone，DHT），默沙东的研究团队认为，如果抑制将睾丸酮转化为二氢睾丸酮的 5-α 还原酶，应该可以降低体内男性荷尔蒙的活动，也许可以抑制粉刺的生长。

基于这样一个假设，默沙东实验室组成了多学科的项目团队，一方面深入研究青春期粉刺与男性荷尔蒙活动的关系，试图从机理上验证该项目的可行性，另一方面积极寻找高活性、高选择性的 5-α 还原酶的抑制剂。经过多年的努力，他们合成了相当数目的新型抑制剂，同时也建立了一整套生物测试方法，用于筛选和评估这些新型的抑制剂。更重要的是，他们还积累了大量的有关二氢睾丸酮和 5-α 还原酶的数据和知识。制药项目的进展，说到底就是有关该疾病与分子靶标的知识积累。随着知识的不断积累，项目团队才有可能设计出理想的化合物。

但是，随着项目的进展，公司意识到，给青少年使用甾体类激素药物是难以被社会接受的，即使研发成功，市场营销的困难也将会很大，所以在 20 世纪 70 年代初期终止了 5-α 还原酶抑制剂的研究项目。

多米尼加的古怪病例

几乎就在同时，远在千里之外的加勒比海岛国多米尼加发生了一件听上去毫不相干的事情。一个来自偏远部落的小女孩因病被送进医院做腹腔手术，结果医生发现"她"实际是个男孩！谁也没想到，若干年之后，这个意外发现给 5-α 还原酶抑制剂的研究项目带来了转机，并最终促成了不止一种，而是两种新药的发现。

康奈尔大学医学院和西南医学中心的科学家们首先注意到了这个不寻常的病例，他们深入丛林，对那个偏远部落的人群进行了几年的跟踪研究，发现该地区的许多男性都有类似的经历。他们出生时外生殖器呈雌性，所以被当成女孩来抚养。但到了发育期间，他们的雄性特征开始显现，并长出男性外生殖器，成为男人。1974 年，康奈尔大学医学院教授朱丽安·英珀拉托-麦金利在一个讨论新生儿生理缺陷的学术会议上首次公布了他们的研究结果。

他们发现，这些所谓的"假双性儿童"（Pseudohermaphrodites）其实都是男孩，只是在出生时，他们的性腺（Gonads）尚未长成，所以外生殖器呈雌性，被误认为是女孩。青春期时，他们的性腺开始发育，大多能长出男性生殖器，成为正常男人。这些在发育期"变性"的男人进入老年以后不会脱发变成秃头（男性型脱发 [Male pattern baldness，简称 MPB]），他们的前列腺相对都很小，而且老年时也不会增生。

这是一个长期生活在丛林深处的部落，与外界的接触很有限，所以他们的遗传基因也与外界相对隔绝。假双性儿童的现象，很有可能是某种遗传共性的表象。果不其然，进一步的遗传学研究结果显示，这些特殊的多米尼加部落男性体内二氢睾丸酮的含量大大低于正常男性的水平，因为这些部落的大多数男性有一个共同的遗传缺陷：他们都缺少将睾丸酮转化为二氢睾丸酮的 5-α 还原酶。

掠过天际的黑天鹅

药物研发与所有科学研究一样，是在探索未知的世界。

但是"未知"可以被分成两类：一类是"已知的未知"（Known unknown），另一类是"未知的未知"（Unknown unknown）。这话听起来有点绕，下面我举个简单的例子，你就明白了。

某地的一个山洞里发现了煤炭，于是有人就组织了一支勘探队到附近别的山洞里也去找煤炭。是不是能找到煤炭？没有人知道，这就是已知的未知。但是他们找来找去，没有找到煤炭，却在另一个山洞里意外地发现了一处古代的墓葬，有大量的陪葬品。山洞里的古代墓葬在被发现之前就是未知的未知，所以不会有人专门去找。现在有人发现了，那就会有更多的探险队去寻宝，这时的古代墓葬就不再是未知的未知了。在这个例子里，如果把煤炭和古代墓葬换过来，先发现的是古代墓葬，在寻找更多古代墓葬的过程中意外发现了煤炭，那么古代墓葬就是已知的未知，而煤炭则成了未知的未知，就看你的初始条件是什么。

已知的未知有很多，严格来讲，每一个科学家的工作都是在试图发现某一个或几个已知的未知。所有立项的新药研发也是一样，都是在寻找已知的未知，也就是说，我们知道要找什么，有靶点，有目标，不管最后找到找不到，都属于已知的未知，这里包括研发过程中可能出现的多种事件，比如心律紊乱、肝脏代谢酶受阻、肾功能受损等，尽管这些结果都无法预见。因为我们事先知道这些情况有存在的可能性，并且一定会刻意去筛查，如果它们一旦发生了，项目团队也都有应对的策略，所以它们都属于已知的未知，只是出现的几率有大有小而已。

那么未知的未知有多少呢？回答是"不知道"。如果知道了就不再是未知的未知，而是已知的未知了。著名作家纳西姆·塔力布在他的畅销书《黑天鹅》里把这种未知的未知比作"黑天鹅"，使它变成了一个时髦的术语。

在 18 世纪欧洲人发现澳洲大陆之前，他们见过的所有天鹅都是白色的，所以在当时欧洲人的眼中，天鹅就只能是白色的。直到欧洲人发现澳洲，第一次看到当地的黑天鹅之后才认识到，"所有天鹅都是白色的"这个一般性结论是错误的。仅仅一只黑天鹅的出现，就颠覆了前人从无数次对白天鹅的观察中所归纳出的一般性结论，引起了人们对认知的反思——以往认为对的不等于以后总是对的。

这些黑天鹅是不可预见的，它们一旦掠过天际，便会影响巨大。

慧眼识珠的有准备之人

在不断探索未知的科学领域里，遭遇黑天鹅其实并不是太难，难的是认识黑天鹅。

牛顿是第一个被树上掉下来的果实砸到脑袋的人吗？从概率上讲几乎不可能是，但在牛顿之前，没有人认识到这是一只"黑天鹅",它揭示了一个很重要、但在当时不为人知的存在。正在研究运动学的牛顿提出了"苹果为什么不往天上升,而是往地上掉"这一关键问题,认为有一种未知的"力"在起作用,于是我们有了划时代的万有引力定律。弗莱明爵士是第一个注意到青霉菌落的周围有个亮环的人吗?从记载来看也不一定是,但在弗莱明之前,没有人认识到这也是一只"黑天鹅",它也揭示了一个很重要、但在当时不为人知的存在。正在研究细菌学的弗莱明意识到了这些亮环应该是无菌的区域——"这些青霉菌落里一定有些什么奇妙的东西",并且花了大量时间去寻找到这个"奇妙的东西",于是我们有了突破性的抗菌新药——青霉素。

1948 年,美国佐治亚医学院药理学家雷蒙德·P. 安奎斯特(Raymond P. Ahlquist)提出了一个大胆的假设,但没想到成文投稿之后却被一家著名的科学杂志拒绝了,他不得不通过熟人"走后门"才在《美国生理学》杂志上发表。他在该文中指出:如果有两种不同的肾上腺素受体(α-受体和β-受体)存在,那么肾上腺素与去肾上腺素之间相互矛盾的生物效应就很容易解释了,因为它们调控不同的生物回路。安奎斯特的这个观点在当时实在是太颠覆了，就好像是在说"天边飞过的那只黑鸟也许是一只天鹅"。那些看惯了"白天鹅"的同行们当然都认为他看花了眼，所以发表之后也没人关注，以至于整整十年之后才有识货的学者站出来说：我认为那真的就是一只黑天鹅，值得我们去找一找。他就是英国著名药理学家詹姆斯·W. 布莱克（James W. Black）爵士。

为了找到这只黑天鹅，布莱克辞去教授职位，加入英国 ICI 制药公司，并成功地说服了公司领导，率队立项研发选择性的肾上腺素 β-受体拮抗剂，这在当时还不存在。这时的"黑天鹅"其实已经不黑了，因为有了安奎斯特的大胆假设，它经历了从未知的未知到已知的未知的关键性转变。十年求索，几度沉浮，布莱克领导的研发团队终于找到了那只最先被安奎斯特根据一鳞半爪的实验数据推测出来的"黑天鹅"，成功地研发出了一类创新药物 β-受体阻断剂（β-Blocker）。这一巨大成功不但使蛋白质受体亚型成为学术界普遍接受的事实，而且布莱克本人也修成正果，荣获 1988 年诺贝尔生理学或医学奖。安奎斯特呢？好在还是有人想到了他。1976 年，他与布莱克共享了拉斯克临床医学奖[2]。

历史经验告诉我们，在我们头顶的天空上不断飞过的各种东西里边，时不时就会有无人知晓的、真正的"黑天鹅"。其中有一些招摇过市，能立刻引起轰动，但还有很多悄然掠过，只给我们留下短暂的一瞥。

康奈尔大学和西南医学中心对加勒比海岛部落民"假双性人"的遗传学研究结果是公开发表的科学论文，每个新药研发人员都看得到，好比一只"黑天鹅"从闹市的上空飞过。但是，在这个"闹市"（新药研发圈）里看热闹的人群中，有这么两位识货的行家：一位是当时默沙东的首席科学家瓦杰洛斯博士，另一位是曾经领导默沙东5-α还原酶抑制剂项目的科学家格伦·亚斯（Glen Arth）博士。他们俩手里拿着刚打印出来的同一篇文献，冲出办公室，相遇在楼道里……

良性增生的前列腺

这篇有点旁门左道的遗传学研究报道，在大多数人的眼里，只是科学的花边新闻，但是不久前认真研究过5-α还原酶的默沙东的科学家们却敏锐地意识到：5-α还原酶的抑制剂也可以降低正常人体内二氢睾丸酮的含量，也应该可以用来防止和治疗老年性的良性前列腺增生（Benign prostatic hyperplasia，简称 BPH）。用甾体类药物给青少年治疗青春期粉刺也许没有什么市场，但用于老年人的前列腺增生应该是没有问题的，所以 5-α 还原酶抑制剂的目标不应该是青年人的粉刺，而应该是老年人的前列腺。

前列腺是男性特有的性腺器官，具有内、外双重分泌功能的性分泌腺。作为外分泌腺，前列腺每天分泌约 2 毫升前列腺液，是构成精液的主要成分；作为内分泌腺，前列腺分泌的激素称为"前列腺素"。前列腺位于膀胱底部，尿道从它的中间穿过。进入更年期后的男性，由于性激素代谢的变化，会因为不同程度腺体和（或）纤维、肌肉组织增生而造成前列腺体积增大。增生的前列腺挤压尿道，导致一系列排尿障碍症状，如尿频尿急、夜尿增多、尿流细弱、尿不尽等。这些症状严重影响患者的生活质量，不及时治疗会导致许多严重的并发症（如急性尿潴留、结石、肾积水和肾功能不全等），甚至会危及患者的生命。良性的增生大多发展缓慢，往往不会引起人们的注意，排尿障碍症状也被认为是正常的衰老过程。

据统计，全球约有 1.05 亿人受到影响。[3] 在 50 岁以上的男性人群里，显现出不同程度的良性前列腺增生临床症状的人数约占 50%（每两人中就有一个，还不包括已有增生但尚未出现临床症状的人群），[4] 而在 80 岁以上的男性人群里，有临床症状的前列腺增生患者高达 90%。[5] 毫不夸张地讲，每个男人上了年纪，他的前列腺多多少少是要增生的。现代人的寿命越来越长，所以受前列腺增生困扰的老人也就越来越多。当时没有有效的药物能防治前列腺增生，重症患者必须动手术切除增生的部分，疏通尿路，所以新型有效药物的潜在市场应该是相当大的。

保列治与保发止

将靶标锁定在前列腺之后，默沙东重新启动了 5-α 还原酶抑制剂的研究项目。又经历了十几个冬夏之后，默沙东实验室的科研团队终于将保列治（Proscar，药名为非那雄胺 [Finasteride]）申报 FDA 批准，并于 1992 年投放市场，成为治疗良性前列腺增生的第一个口服药物。在临床试验过程中，保列治显示的功效比预计的要好很多，它不但阻止了前列腺的增生，而且还能使已经肥大的前列腺缩小 20% ～ 25%，大大减少了手术治疗的必要性。

泌尿科的医生一开始不以为然，甚至不太情愿开处方让病人服用保列治，他们的理由是手术治疗见效快，而服用保列治则需要时日；另一方面，他们不想看到手术病人的快速减少。为了打开保列治的市场，默沙东决定直接向最终的消费者——患者——做广告，让他们了解手术治疗以外的选择和药物治疗的优缺点，成为最终的受益者。处方药直接面对消费者的大规模广告宣传在美国制药界是首创，颇有争议。舆论认为，制药公司的钱应该花在新药研发上，而不应该花在市场营销上。但事实证明，让消费者了解新药的功效也是至关重要的，尽管保列治的上市没有引起爆发性的轰动，但还是逐渐被患者和医务人员所接受。口服保列治改善了患者的生活质量，其处方销售也稳步上升。

保列治治疗前列腺增生的成功使默沙东的科研人员有机会进一步研究 5-α 还原酶与男性型脱发之间的联系。男性型脱发是因为头皮中的双氢睾酮含量增加，使得毛囊逐渐萎缩，头发变细，头发数量减少。经过几年资源的大量投入之后，第二个 5-α 还原酶抑制剂药物保发止（Propecia）在 1997 年上市了。保发止和保列治的有效成分是相同的，只是剂型和剂量不同。在为期 5 年的临床试验里，已开始部分脱发的男性服用保发止后都没有进一步脱发，其中约66%的患者还长出了一些新的头发，而服用安慰剂的患者却继续脱发。独立的照片分析结果也表明，服用保发止的患者中有48%头发明显增加了，另外42%则没有继续脱发，效果是显著的。

中国目前约有1.3亿的男性型脱发患者，但去医院接受正规治疗的还不足三成。很多患者在脱发初期用生姜擦头皮、用防脱洗发水等没有科学根据的方法，错过了最佳治疗时机。通过服用保发止可降低体内双氢睾酮浓度，服药后3个月脱发开始减缓，6～9个月新头发开始生长，1～2年可达最好疗效。任何药物都有副作用。5-α还原酶抑制剂的主要副作用是少数服药者会出现性功能减弱，个别病人甚至会出现阳痿。对于前列腺增生的老人，这个风险也许已经不再重要，但对于脱发的青壮年，却需要认真权衡其中利弊。

医学界对那些多米尼加部落人的进一步研究还发现，那里的男性除了不脱发和没有前列腺增生外，到目前为止还没有发现前列腺癌症的患者。为此，默沙东实验室与美国国立癌症研究院合作，开展了大规模的长期临床试验，研究保列治对前列腺癌的防治作用，目前尚无定论。

机遇垂青于有准备之人

保列治和保发止的发现又一次印证了著名科学家路易·巴斯德的名言："机遇垂青于有准备之人。"20 世纪 60 年代默沙东实验室对男性荷尔蒙和 $5-\alpha$ 还原酶的研究，为日后保列治的研发打下了很好的基础，不但积累了合成这类化合物的经验，建立了有效的酶活性生物测试方法，更重要的是，积累了有关睾丸酮、二氢睾丸酮和 $5-\alpha$ 还原酶的知识，为寻找这个代谢途径里的相关药靶做好了准备，并且密切关注这一领域里的科研新动向。所以，到了 20 世纪 70 年代中后期，有关多米尼加"变性人"的报道及其跟踪研究立刻引起了默沙东科研人员的注意，他们抓住了这个貌似毫不相关、很容易被忽略的机会。

中国目前的基础生物医学研究尚处在起步阶段，人力和物力的总投入与发达国家相比还有不小的差距，而通过独立自主的基础研究来发现和验证新的药靶投入高，周期长，很难在短时期内成为主流方向。但是，中国的医药界精英应该注意积累各种常见病、多发病的病理知识，密切关注全球基础生物医学研究的新动向和新发现，做有准备之人。

没人能准确预测下一只"黑天鹅"会在何时何地出现，

但发现和捕捉到下一只"黑天鹅"的人一定是有准备之人。

你准备好了吗?

2013 年 1 月初稿于新泽西

2017 年 10 月修改稿于新泽西

注　释

1　详见本书第六章《当"头号杀手"遇上"头号大药"》。

2　拉斯克临床医学研究奖是有"美国诺贝尔奖"之称的国际医学大奖。2011 年,对发现和提炼青蒿素做出重要贡献的中国科学家屠呦呦也荣获了这个奖项。

3　Uthman, O. A. (2016) Global, regional, and national incidence, prevalence, and years lived with disability for 310 acute and chronic diseases and injuries, 1990—2015: a systematic analysis for the Global Burden of Disease Study 2015. *Lancet*, 388(10053): 1545−1602.

4　Kim, E. H., Larson J. A., Andriole, G. L. (2016) Management of benign prostatic hyperplasia, *Annual Review of Medicine*, 67: 137−151.

5　Prostate enlargement (benign prostatic hyperplasia). NIDDK. September 2014. Archived from the original on 4 October 2017.

第五章　从后继专利药到更优专利药

降压药依那普利的成功逆袭

　　新药研发的竞争是白热化的，原因之一是，已知可用药的生物靶标（Drugable targets）是有限的，一经临床前的药理验证（Pharmacological validation），或是更进一步的临床验证（Clinical validation），各大公司的研发资源就都集中在了这些有限的药靶上了。成功希望越大、市场前景越看好的药靶，竞争就会越激烈。就拿二肽酰肽酶-4 抑制剂的研发来看，默沙东原创的西格列汀（Sitagliptin）[1] 成功之时，已有十多家药厂的格列汀类的候选药物先后进入了临床试验，力争在后继专利药中取得领先地位。更为理想的当然是能在疗效、安全性或是依从性等方面超过已经上市的专利药，后来居上成为更优专利药。

对跨国大药厂来说，创新药是首选，更优药其次，后继药则是不得已的选择。创新药物一般可占据市场份额的60%～80%；更优药如果在疗效、安全性或依从性方面确有优势，一般能够后来居上，占据市场的主要份额（>50%）。但是疗效和安全性大致相仿的后继药，基本上只能有10%～20%的市场份额，所以在大量的资源投入之后，如果不能争其先，就必须求其上。20世纪70年代中后期血管紧张素转换酶（Angiotensin converting enzyme，简称ACE）抑制剂的研发是一个很能说明问题的实例。

关于血压的是非曲折

在1628年出版的《心脏与血液的运动》一书中，英国医生威廉·哈维（William Harvey，1578—1657）总结了前人和他自己的研究工作，提出了相对完整的血液循环理论，从此人类对于"心血管系统"的理解进入了一个新时代。过了一百多年，英国牧师斯蒂芬·海尔斯（Stephen Hales）于1733年首次公布了血压的测量方法，但是血压测量在临床医学上的真正普及，则一直要到 1896 年基于袖带的血压计发明之后，从此操作变得十分简便。

进入 20 世纪，随着血压测量数据的累积，将血压升高作为疾病的描述也日益增多。在高血压患者中，绝大多数是原发性的，约占 95%，发病的原因还不清楚，但往往与家族病史相关，可能是环境和遗传因素相互作用的结果。1928 年，美国梅奥诊所的医生描述了一种特殊的高血压，伴有严重的视网膜病症，但肾功能正常。因为患者通常在一年内因中风、心力衰竭或肾功能衰竭而导致死亡，所以它被称为"恶性高血压"（Malignant hypertension）。

虽然严重或恶性高血压对健康的威胁很早就得到了充分的认识，但所谓的"良性"血压升高的风险及其治疗一直是有争议的。早在 1931 年，利物浦大学医学教授约翰·海（John Hay）就认为，高血压患者面临的最大风险就在于我们发现了它，因为肯定会有一些傻子去设法降低它。美国著名的心脏病学家保罗·D.怀特（Paul D. White）在 1937 年也阐述了类似的观点，他认为："虽然我们确信自己能够控制，但高血压也许是一个重要的补偿机制，不应该被随意扰动。"查尔斯·弗里德伯格（Charles Friedberg）在 1949 年的经典教科书《心脏疾病》中指出,"患有'轻度良性'高血压的人不需要治疗",而当时对"轻度良性"高血压的定义是血压为210/100 mmHg。

从20世纪50年代起,心肺医学主流意见的大潮发生了转向,越来越多的研究结果表明,"良性"的原发性高血压并不是无害的。在接下来的十几年里,出现了越来越多的分析报告和跟踪研究(例如1974年美国国立卫生院心肺研究所发表的《弗雷明汉心脏研究》[2]),积累的证据表明,"良性"高血压也会导致心血管疾病和增加死亡的风险,在普遍的高血压患者群中,这些风险随着血压的升高而逐渐增加。

与此同时,基础医学对于血压调控的机理研究也逐渐深入到了分子水平,使得小分子化学介入成为可能。

血压调控与化学介入

血管紧张肽原酶(Renin)是人类最早发现的蛋白酶,距今已有一百多年的历史了。在这一百多年里,由血管紧张肽原酶和血管紧张肽所构成的生物调控体系(Renin-angiotensin system,简称RAS或RAAS[3])一直是基础医学和临床研究的热门领域，因为 RAAS 对人体的体液和电解质平衡以及血压的调控起着决定性的作用。简单地讲，当人体内血量降低（失血）时，肾脏就会释放血管紧张肽原酶。血管紧张肽原酶将储存于肝脏内的血管紧张肽原（Angiotensinogen）通过降解转变为血管紧张肽–Ⅰ（Angiotensin–Ⅰ），新产生的血管紧张肽–Ⅰ在肺循环（Pulmonary circulation）过程中被血管紧张肽转换酶（ACE）进一步转换为血管紧张肽–Ⅱ。血管紧张肽–Ⅱ作为激动剂（Agonist）将其受体（Angiotensin–Ⅱreceptor）激活，从而引起下游一系列相应的生理变化，最终导致血管壁紧缩，血压升高。这是人体自我保护、保障器官供血的重要机制。

与此相反，血管舒缓激肽（Bradykinin）则通过另一类受体（Bradykinin receptor）而引起血管舒张，降低血压，达到平衡，以避免因血压升高而可能导致的一系列不良反应。对于高血压患者来说，由于种种原因，比如吸烟、酗酒、肥胖、精神压力等，他们的 RAAS 调控体系的平衡点发生了偏移，血压被维持在较高的状态下，影响了正常的生活，增加了心梗、脑梗等突发性病变的风险。

长期以来，各大药厂的研究人员一直致力于寻找能干预

RAAS调控体系的化学分子,通过阻断或促进其中的某个环节而降低血压,建立新的调控平衡。值得注意的是,血管舒缓激肽与血管紧张肽一样,主要也是在肺循环的过程中被血管紧张肽转换酶ACE降解的,由此不难得出结论,血管紧张肽转换酶对血压调控起着非常重要的作用,而血管紧张肽转换酶抑制剂(ACE inhibitor)就是20世纪80年代从RAAS体系中研发出来的第一类高效降压药——普利类降压药。[4]

1981年4月,施贵宝制药在各大药厂的ACE抑制剂项目的竞争中脱颖而出,将第一个普利类降压药卡托普利(Captopril,商用名Capoten)推上了市场,开启了RAAS体系药物研发的新时代。在随后的十几年里,又有十多个普利类的降压药陆续上市,可见医药界对ACE抑制剂研发的投入之多,竞争之激烈。

卡托普利与药物设计

卡托普利的成功给药物化学带来了实质性的进步,以化学结构为基础的新药设计(Structure-based drug design)从此进入主流,成为应用最普遍的药物化学方法之一。

20 世纪 70 年代初，巴西科学家从美洲洞蛇（Bothrops jararaca）的毒液中发现了一组多肽，能够增强血管舒缓激肽的功效，被命名为"血管舒缓激肽增强因子"（Bradykinin potentiating factor，简称 BPF）。剑桥大学的进一步研究表明，BPF 能抑制从血管紧张肽-Ⅰ到血管紧张肽-Ⅱ的转化，正是血管紧张肽转换酶的抑制剂。这一重要的发现，给原来无从下手的药物化学家们提供了一个出发点。但是如何把这些因为药代动力学性质不佳而不能开发成口服药物的多肽分子转化为可开发的化学小分子，在当时是一个十分前沿的课题。

　　施贵宝制药研究团队以这些天然的多肽类 ACE 抑制剂为起点，采用当时很先进的定位突变（Site-directed mutagenesis）生物技术[5]，仔细研究了 BPF 的构效关系（Structure-activity relationship，简称 SAR）。他们发现这些多肽 C 末端的脯氨酸残基对 ACE 的抑制活性非常重要，是一个不可缺少的"药效基团"（Pharmacophore）[6]。以这个脯氨酸残基为核心，施贵宝制药团队合成了 2 000 多个衍生物，通过生物测试，他们发现在脯氨酸附近引入巯基（Thiol group，或-SH）能进一步提高化合物对 ACE 的抑制活性。在巯基和脯氨酸残基这两个结构单元的基础上，他们找到了高效率的

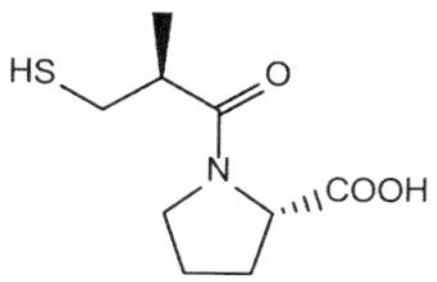

图 5-1　卡托普利

ACE 抑制剂，成功地设计出了卡托普利（见图 5-1）。

在整个研发过程中，施贵宝的团队把化合物结构单元放在首位，通过对药效基团的定位（Pharmacophore mapping）建立构效关系，逐步向高效率的 ACE 抑制剂靠拢，直至最后成功地设计出卡托普利。这是第一个以化学结构为基础的新药设计的成功例子，从那以后，这种先进的思想方法得到了广大药物化学家的接受，成为现代药物化学的主流。

依那普利与更优药物

"成也萧何，败也萧何。"关键性的巯基给卡托普利带来的对血管紧张肽转化酶的高效抑制，使施贵宝占得了开发普利类药物的先机；但是，巯基也给卡托普利带来了与其相关的副作用，给其他药厂后继药的研发留下了提高的空间。

面对施贵宝在 ACE 抑制剂研发方面的领先局面，默沙东实验室的研究人员一直密切地关注着卡托普利的研发，尤其是其临床试验的结果。含巯基的卡托普利化学结构一经发表，默沙东实验室的课题组立刻进行了深入细致的剖析。基于从其他项目得来的类似经验，大家认为巯基很有可能造成三种类型的副作用：白细胞降低、皮疹和影响味觉。于是，默沙东的课题组把设计不含巯基的 ACE 抑制剂作为新的目标，力争研发出同样高效，但更安全、副作用更小的普利类新药，成为更优专利药。

　　说起来容易做起来难。施贵宝的 ACE 抑制剂的构效关系已经显示，巯基是卡托普利与 ACE 结合的主要官能团，置换巯基会大大减少该化合物与 ACE 的结合能，丧失抑制功效。反应过渡态机理研究结果表明，ACE 是一种金属蛋白酶（Metalloprotease），锌离子参与了它所催化的降解反应，而巯基则是已知的很强的锌离子键合基团，正是这两者的结合有效地抑制了 ACE 的催化活性。那么，有没有不含硫的锌离子键合基团呢？答案是肯定的。可是将这些已知的锌离子键合基团引进分子之后，对 ACE 的抑制活性不够强，效果不理想。

　　就在默沙东实验室的研究人员积极寻找其他锌离子键合

基团时，卡托普利的临床研究报告公布了。卡托普利的降压效果很好，但在高剂量时果然出现了一些副作用。部分高血压患者服用卡托普利后会出现白细胞降低和皮疹，还有一部分患者的味觉受到影响，严重时甚至会暂时失去味觉。这些副作用决定了卡托普利只能服用较低的剂量。另外，卡托普利的药代动力学参数也不够理想，尤其是半衰期较短，患者每日必须服药 2～3 次，给长期服用造成相当大的不便。这些预料之中的结果增强了默沙东管理层和研究团队的信心，他们投入了更多的资源，终于在一年多的时间里，找到了一种新型的组合。

在先导化合物的优化过程中，默沙东实验室的研究团队发现，虽然用羧基直接取代巯基的效果不佳，但羧基和苯乙基的组合效果却很好，这就是后来的"依那普利拉"（Enalaprilat，见图 5-2）。进一步的研究显示，依那普利拉对 ACE 的抑制活性（Ki 为 0.2 nmol/L）虽好，但口服生物利用度（Oral bioavailability，或 F%）很低，半衰期仅为 1.3 小时。为了赶超卡托普利，默沙东的团队应用了"前体药"（Pro-drug）[7] 的概念，将依那普利拉的羧基转化为乙酯，成功地研发出了第二个在美国被批准使用的 ACE 抑制剂——依那普利（Enalapril，商用名 Vasotec，见图 5-2）。

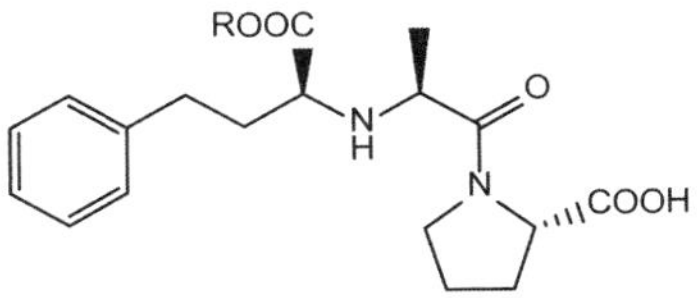

图 5-2　依那普利拉（R = H），
　　　　依那普利（R = Et）

依那普利本身的活性并不高，必须经肝脏的酯酶水解后才能产生高活性的二羧酸依那普利，即依那普利拉。依那普利口服后吸收迅速，生物利用度约 60%（不受食物影响），虽然依那普利在 1 小时内达到血浆峰值浓度，但依那普利拉则需 3 ～ 4 小时才能达到血浆峰值浓度。依那普利拉与 ACE 的结合非常紧密，因此血浆半衰期约为 11 小时，非常适合每日一次的服药间隔。除了普利类药物共有的一些轻微的副作用（如干咳）外，依那普利即使在高剂量服用时也没有发现白细胞降低、皮疹和丧失味觉这些卡托普利特有的副作用，达到了预期的目标。

由于上述优点，依那普利在 1985 年 12 月被批准上市以后，销售额迅速而又稳步地上升。尽管比卡托普利晚了 4 年半，但它很快就在全球范围内超越卡托普利，成为 ACE 抑制剂降压药的首选。到了 1988 年，依那普利已经成为默沙东制药史上第一个年销售额超过 10 亿美元的大药。

　　从依那普利的成功逆袭可以看出，要在竞争白热化的新药研发领域取得成功，除了要有敏锐前瞻的眼光，能够从基础医学研究的最新进展中发现可以用药的靶标外，还必须知己知彼，善于从竞争者已知的临床候选药物，或者已经批准上市的专利药里找到提高和优化的空间，争取后来居上。

　　依那普利取得了巨大的成功，但它不是完美的，高血压的治疗并没有就此止步不前。前面提到，维持一定的血压是至关重要的，所以在 RAAS 调控体系中，有许多反馈的回路和补偿机制。仅靠抑制 ACE 的活性，仍然不能有效地治疗不同类型的严重高血压患者。2000 年，全球范围内仍有将近 10 亿人患有高血压，其中发达国家约占 3.3 亿，发展中国家约占 6.4 亿。在成年人中，高血压患者的比例更是高达 26%（每 4 人中就有 1 个患者），其中男性的比例略高于女性。

　　美国疾病预防与控制中心最新的调查数据显示，美国的成年人中高血压患者大约有 7 500 万，占 32%。2014 年，美国以高血压为主要原因的死亡人数超过 41 万，每天就有大约 1 000 人死亡。2004 年 10 月发布的《中国居民营养与健康现状》[8] 调查结果显示，我国 18 岁及以上居民高血压患病率

77

为 18.8%，估计全国患病人数超过 1.6 亿。虽然患病率略低于发达国家，但上升趋势明显，与 1991 年相比，患病率上升了 31%，患病人数增加约 7 000 多万人。到了 2011 年，《北京健康白皮书》显示，北京市 18～79 岁的常住居民中，高血压患病率为 33.8%，其中 18～30 岁男性为 18.4%（每 5 人中有 1 人），30～40 岁男性为 31.1%（每 3 人中有 1 人），40 至 50 岁男性已接近 50%（每 2 人中就有 1 人），40～50 岁的女性患者亦高达 30%。因此提高对高血压病的认识，对早期预防和及时治疗有着极其重要的意义。

在一项大规模的荟萃分析中，血压升高与心血管事件风险之间清楚地显示了持续的、一致的和独立的相关性。[9]该分析包括了 100 万名 40～89 岁、无心血管病史的高血压患者，平均数据跨度达 12.7 年（共 1 270 万人年），其中大约有 5.6 万例死于心血管性疾病（1.2 万例中风、3.4 万例缺血性心脏病和 1 万例其他心血管病），其他死亡人数为 6.6 万人。根据此项分析结果，美国高血压预防、检测、评估和治疗联合委员会在 2003 年重新定义了高血压的临床诊断标准。2017 年，美国心脏协会再一次降低了（门诊测量）高血压的指标。根据最近公布的指南，正常血压的标准不变，收缩压小于

120 mmHg，舒张压小于 80 mmHg。成人警戒区被称为"血压升高"，最高收缩压被削减至 120 ～ 129 mmHg，而收缩压在 130 ～ 139 mmHg 之间，或舒张压在 80 ～ 90 mmHg 之间为"1 级高血压"，达到或超过 140/90 mmHg 为 2 级高血压。

只要还有高血压患者得不到有效的治疗，降压药的研发就不会停止。在继续深入研究 RAAS 血压调控体系的过程中，默沙东又相继把新一代的降压药科素亚（Cozaar）与海捷亚（Hyzaar）推上了市场。

似曾相识的新药设计

血管紧张肽转换酶抑制剂的成功，说明了血管紧张肽-Ⅱ确实是引起血压升高的主要原因之一，它可以激活其受体，从而引起一系列相应的生理反应，最终导致血压升高。因此人们很自然地想到了直接用血管紧张肽-Ⅱ受体的拮抗剂（A-Ⅱ receptor antagonist）来抑制该受体的活性，应该可以起到降低血压的作用。在 RAAS 血压调控体系中，血管紧张肽-Ⅱ受体是依那普利下游的靶标，降压的机制更直接，效果也应该更显著。

虽然选择性的血管紧张肽-Ⅱ受体拮抗剂的研发在20世纪70年代末被普遍看好，但是具体立项却有相当大的困难。当时的情况非常类似于在开发卡托普利时发现"血管舒缓激肽增强因子"的阶段，只有一个被称为"肌丙抗增压素"（Saralasin）的多肽对血管紧张肽-Ⅱ受体有一定的拮抗作用，没有适合的小分子作为药物化学的先导化合物。直到1982年，日本武田制药发表了两项专利，揭示了两种非肽类小分子血管紧张肽-Ⅱ受体拮抗剂，但是活性很弱。

杜邦制药的科研人员对血管紧张肽-Ⅱ进行了仔细的构象分析，他们通过二维核磁共振构建了分子的三维构象，再把武田制药的小分子结构与这个三维构象做重叠比较，找到了武田结构的欠缺，然后对它们进行改造，使它们更接近血管紧张肽-Ⅱ的空间构象。这是一项很艰难的工作，在看似理性的方法论中有相当比例的经验工作、化学修饰和生物测试，工作量超过50人年。

最终，他们找到了第一个有口服活性的血管紧张肽-Ⅱ受体拮抗剂——氯沙坦（Losartan）。更有意思的是，这个拮抗剂仅在一种类型的检测中表现出活性，而在另一种类型中则没有。相反，其他公司报道的拮抗剂却显示出了相反的活性，拮抗第二种类型的检测，而不是第一种。相比之下，肌丙抗增压素在两种分析中都有一定的活性。因此，几个不同的科研小组得出了相同的结论：很可能存在两种不同的血管紧张肽-Ⅱ受体亚型，调节血压的功能主要来自其中的一个亚型，而且正好就是氯沙坦选择拮抗的那个亚型！[10]

默沙东从杜邦制药接手了氯沙坦的开发，经过临床试验后，在 1995 年把新一代的降压药氯沙坦（商品名科素亚）推上了市场，而海捷亚则是科素亚与利尿型降压药氢氯噻嗪（Hydrochlorothiazide）的复方制剂，双管齐下，效果更佳。

研发出疗效更好、更安全的更优专利药，首先获益的应该是患者，他们的病情能够得到更好的治疗，他们的生活质量会进一步提高，然后才是制药公司。

2011 年 10 月初稿于新泽西

2017 年 11 月修改稿于新泽西

注 释

1 详见本书第九章《挑战新世纪的健康威胁》。

2 Shurtleff, D., Kannel, W. B., Gordon, T., National Institutes of Health (U.S.). (1974) The Framingham study: an epidemiological investigation of cardiovascular disease. DHEW Publication No. (NIH) 74-599. Bethesda, MD: National Heart and Lung Institute.

3 随着对该体系的深入研究，人们认识到由血管紧张肽引起的醛固酮（Aldosterone）甾体类激素代谢也是血压调控的重要组成部分，因此将 RAS 改称为 RAAS（Renin-angiotensin-aldosterone system）。这是研究最广泛、新药研发成功案例最多的生物调控体系之一。

4 关于药品的命名，详见本书第七章《"是药三分毒"的背后》。

5 定位突变是 20 世纪 70 年代产生的最重要的生物技术之一，其主要发明者加拿大化学家迈克尔·史密斯（Michael Smith）荣获 1993 年的诺贝尔化学奖。

6 药效基团是一个药物化学的专有名词，指对生物活性起重要作用的部分结构特征的空间排列形式。

7 前体药，也称前药或药物前体，是指经过生物体内转化才具有药理作用的化合物。前药本身没有生物活性或活性很低，经过体内代谢后变为有活性的化学物质。这一方法可用于增加药物的生物利用度、降低药物的毒性和副作用等。

8《中国居民营养与健康现状》，中华人民共和国卫生部、科技部和统计局，2004 年 10 月。

9 Lewington, S., Clarke, R., Qizilbash, N., et al. (2002) Blood cholesterol and vascular mortality by age, sex, and blood pressure: A meta-analysis of individual data from 61 prospective studies with 55,000 vascular deaths. *Lancet*, 360 (9349): 1903–1913.

10 关于蛋白质受体亚型的发现，详见本书第四章《遭遇"黑天鹅"的有准备之人》。

第六章 当"头号杀手"遇上"头号大药"

从胆固醇假说到他汀 4S 经典

仔细看一下这三个化学结构式。

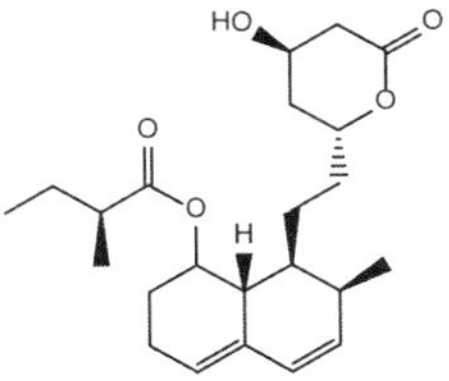

化合物 1 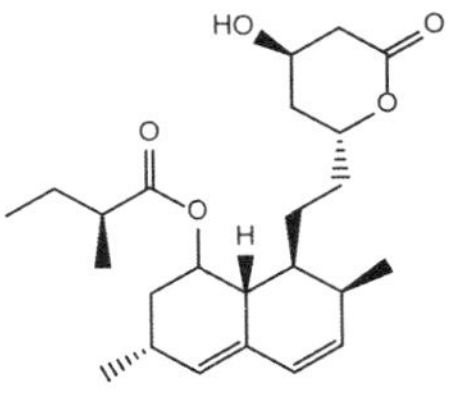　　　　　　化合物 2 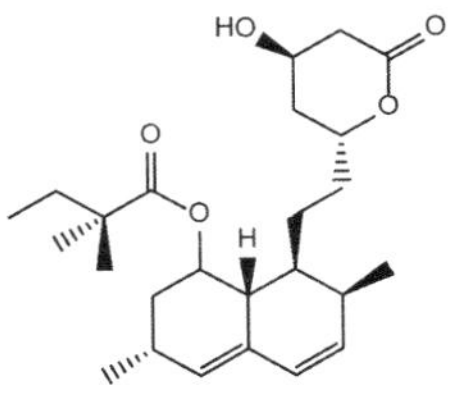　　　　　　化合物 3

图 6-1　美伐他汀、洛伐他汀和辛伐他汀化学结构式

看出区别来了吗?

这三个化合物都跟胆固醇(Cholesterol)有关系。化合物 1 叫美伐他汀(Mevastatin),是一个天然产物;化合物 2

叫洛伐他汀（Lovastatin），也是一个天然产物；化合物 3 叫辛伐他汀（Simvastatin），是洛伐他汀的人工衍生物。它们之间的区别就是一个甲基，这是以碳原子为骨架的有机化合物的最小结构单元。[1] 然而，就是这个看似无足轻重、几乎可以被忽略的变化，给这三个化合物带来了截然不同的命运。

魏尔啸大胆立说

近年来，胆固醇的名声是越来越坏了。高胆固醇已经成了亚健康的代名词。超市的货架上摆满了印着"不含胆固醇"字样的各种食品，连普通老百姓都知道"高密度"与"低密度"的区别：前者是"好"胆固醇，而后者是"坏"胆固醇，越少越好。其实，这对胆固醇来说挺冤枉的。

相传，这个现在家喻户晓的油脂性化学物质最早是由法国化学家塞尔（Salle）在 1769 年从胆石（Gallstones）中发现的，但是到了 1815 年才有正式的文献记载，被法国化学家谢瑞尔（Chevreul）命名为"胆固醇"。胆固醇是哺乳类动物细胞膜的基本结构单元之一，对细胞膜的通透性和流动性起着非常重要的作用；胆固醇也是生物合成各种甾体类激素、胆汁酸（Bile acids）以及维生素 D 的前体。人体内胆固醇相对含量最高的器官是大脑，传递信息的神经细胞膜的结构、功能都与胆固醇密切相关。毫不夸张地讲，胆固醇是人和动物体内非常重要且必不可少的化学物质。

在正常情况下，一个成年人体内胆固醇的总量在 35 克左右，分外源性和内源性两种。外源性胆固醇来自食物，每天的摄入量一般在 200 毫克～ 300 毫克（素食者低于此量）；内源性胆固醇则是在肝脏中生物合成，每天大约产生 1 000 毫克。食物里的胆固醇一般不容易被吸收，即便有少量被吸收了，它还会对内源性胆固醇的生物合成产生抑制作用，从而维持体内胆固醇总量的相对稳定，所以从食物中摄取的胆固醇对人体内胆固醇的总量以及血液里的游离胆固醇浓度的影响都不大，这就是调节饮食对降低胆固醇的作用一般都不大的原因。

胆固醇与冠状动脉硬化和瘀塞之间的联系很早就引起了医学界的注意，1856 年德国病理学家魏尔啸（Virchow）就提出了冠心病的"胆固醇假说"（Cholesterol hypothesis）[2]。根据病理解剖的发现，魏尔啸认为血液里的游离胆固醇在动脉血管壁上的沉积是造成动脉血管硬化和冠心病的直接原因。这是一个超越时代的大胆假设，一直到 100 年后的 1956 年，默沙东实验室的研究人员从酵母菌的提取物中分离出了羟甲戊酸（Mevalonic acid），随后又证实了甲羟戊酸是胆固醇生物合成的中间产物，基础医学对于胆固醇代谢和调控的研究才进入一个新的时代。其后的几十年间，人们对胆固醇的生物合成和转移的研究，对摄入胆固醇的吸收和代谢的认识都有了长足的进步，胆固醇与冠心病之间的联系也从一个原始的假说逐步上升为医学界普遍接受的理论。

远藤章咬定青山

1959 年，德国马普研究所的研究人员发现了在胆固醇生物合成中起重要作用的物质——羟甲基戊二酰辅酶 A 还原酶（HMG–CoA reductase）。内源性胆固醇是在肝脏中由乙酸经 26 步酶催化的生物反应合成的，其决速步骤就是由羟甲基戊二酰辅酶 A 还原酶催化的，从羟甲基戊二酰辅酶 A（HMG–CoA）到甲羟戊酸根（Mevalonate）的转化。当外源性胆固醇降低时，羟甲基戊二酰辅酶 A 还原酶的表达和活性就会增强，在肝脏内合成更多的内源性胆固醇，以弥补不足。可见要降低血液里的胆固醇含量，单靠改变饮食结构、降低摄入量是不够的。于是，世界各地的科学家们开始积极地寻找羟甲基戊二酰辅酶 A 还原酶的抑制剂。

到哪里去找这种酶的抑制剂呢？日本生物化学家远藤章（Akira Endo）想到了一个好主意。在自然界里，有很多微生物的生长是依赖于胆固醇和类萜化合物的。对于这类微生物来说，胆固醇的生物合成是它们的生命线，而抑制羟甲基戊二酰辅酶 A 还原酶的活性对它们则是致命的。远藤认为，自然界里一定存在着另一些微生物，它们在生存竞争中以抑制羟甲基戊二酰辅酶 A 还原酶的活性为目标，用"化学武器"去攻击那些依赖胆固醇的微生物，成为它们的克星，而这种"化学武器"很有可能就是天然的羟甲基戊二酰辅酶 A 还原酶抑制剂。

大自然无奇不有，我们应该从哪里下手呢？抱着这个坚定的信念，凭借他和同行们对于不同微生物的充分了解，远藤领导日本三共制药公司的团队用了两年多的时间，辛辛苦苦地筛选了 6 000 多种不同的微生物。1973 年，他们终于从桔青霉菌（Penicillium citrinum）中找到了第一个天然的羟甲基戊二酰辅酶 A 还原酶抑制剂——美伐他汀。这是一个划时代的发现，是人类征服其"第一杀手"冠心病最重要的里程碑之一，远藤章因此获得了 2006 年日本国际奖 [3] 和 2008 年拉斯克临床医学研究奖。

远藤章三共团队的新发现引起了制药界同行的极大兴趣，寻找天然的羟甲基戊二酰辅酶 A 还原酶抑制剂立刻成了新药研发的大热门。1978 年，默沙东实验室的科研团队依样画葫芦，在筛选了 5 000 多个发酵提取物的样品后，从土曲霉菌（Aspergillus terreus）中分离出了一个几乎与美伐他汀完全一样的天然产物——洛伐他汀。两者唯一的区别是，洛伐他汀的 3 号位上多了一个甲基。不难想象，与美伐他汀一样，洛伐他汀也是一个高效的羟甲基戊二酰辅酶 A 还原酶抑制剂。

经过临床前的药效研究（Efficacy study）和安全评估之后，三共制药率先开始了美伐他汀的临床试验，默沙东的洛伐他汀紧随其后。但好景不长，1980 年，美伐他汀的厄运降临了，一直进展顺利的临床试验戛然而止了。

默沙东拨云见日

尽管没有正式发表的研究报告，但来自三共制药的内部消息显示，在为期 15 周的动物安评试验中，长期服用高剂量美伐他汀的实验用狗患恶性肿瘤的比例升高。其实任何东西吃多了都可能会有问题，头疼腰酸等各种轻微的副作用，几乎每个药都有，关键是看它有多大的安全指数。[4] 即使是血压升高、肝功能异常等比较严重的副作用，只要它们是可逆的，即停药后可在短期内恢复正常，没有后遗症，还是可以在足够的安全指数下谨慎处理的。但是癌症就不一样了，首先它不可逆，其次它威胁生命。假设长期服用剂量为每千克体重100毫克时狗患癌症的比例增长了10%，你愿意冒这个风险吗？三共制药不愿意，药检机构也不可能批准通过，所以只能停止临床试验。

消息传到默沙东，化学结构上只多了一个甲基的洛伐他汀的开发也无法继续了，因为人们自然而然会推断：两者的化学结构和生物活性都如此相近，估计毒性也差不到哪里去。为了这件事，时任默沙东新药研究院主席、资深副总裁的瓦杰洛斯博士几次亲自前往日本，试图与三共制药联手，共享资源，共同研究美伐他汀的毒理，但是都被三共制药婉拒了。在默沙东内部，上上下下对他汀类药物的前景也不乐观。是整个他汀类药物出了问题，还是只有个别的他汀有问题？

科研需要直觉，但更需要数据。直觉告诉我们，洛伐他汀很可能有类似于美伐他汀的毒性，但是我们必须拿出有说服力的数据。停止了临床试验后，默沙东又重新审定了洛伐他汀的安评结果，在继续进行长期和严格的毒性试验的同时，开始寻找结构上不同于这两个他汀的新型化合物。

值得庆幸的是，为期两年高剂量的动物毒性试验没有发现洛伐他汀有任何致癌的迹象，经各方专家的咨询和评审通过，洛伐他汀的临床试验于 1983 年底重新启动。数据结果显示，洛伐他汀对人体也是安全的，它说明了抑制羟甲基戊二酰辅酶 A 还原酶本身尽管在高剂量时也有可能产生一些副作用，比如极少部分患者会出现肝功能的变化、肌肉的疼痛和痉挛等，但是不会致癌，美伐他汀的致癌性只是个例，就因为它缺了一个关键性的甲基。1987 年，洛伐他汀经 FDA 批准成为第一个上市的他汀类药物，获得了巨大成功。

这个小小的甲基，不但挽救了洛伐他汀，也挽救了整个他汀类药物，使之成为历史上的"头号大药"——销售金额最大的处方药物，因为他汀类药物所面对的是人类健康的"头号杀手"——冠心病。

冠心病潜滋暗长

心脏是人体的重要器官，它的作用就好比是一个永不停息的泵，随着心肌的每次收缩将携带氧气和营养物质的血液经主动脉输送到全身，以供各器官和组织细胞代谢需要。那么，心脏自身的氧气和营养又如何得到呢？当然也是从心脏得到的。原来，在主动脉的根部分出了一条支脉，绕了一个小弯后回到心脏，那就是负责心脏本身供血的动脉，它的弯形如冠，所以被称为冠状动脉。

由于脂质代谢不正常，血液中的脂质沉积在原本光滑的动脉内膜上，形成一些类似粥样物质的白色斑块，造成动脉的硬化和淤塞，称为动脉粥样硬化病变。这样的病变如果发生在冠状动脉里，那就成了冠状动脉性心脏病（简称"冠心病"）。

因为冠状动脉的硬化和淤塞是一个很缓慢的过程，也没有特征性的临床表现，所以早期诊断很困难，除非做高分辨率的心血管造影，否则不会被发现。对于大多数老年人来说，由于肢体功能的（正常）下降，大运动量的体力活动逐步减少，对心脏功能的要求也逐年降低，即使在心脏本身供血不足的情况下仍能维持正常的生活起居。有不少病例显示，冠心病患者的冠状动脉淤塞高达 90% 以上，真可说已经是"命悬一线"，但仍然无明显特异性症状，偶发的胸闷气短被认为是正常衰老的一部分。正因为如此，冠心病潜在的危险在没有提防的情况下不断地滋长。

由于长期供血不足，冠心病患者的心肌已经变得很脆弱，承受力大大降低，一些原本习以为常的活动，比如挪动家具、排便、看紧张的球赛、喝酒、受惊吓等，都会在瞬间超出供血不足的心脏的负荷。沉积在冠状动脉内壁上的粥样斑块大多数是稳定的，但是也有一些是不稳定的"易损斑块"，在心肌活动异常时这些易损斑块有可能会脱落下来，阻塞血管，引起心肌梗死，在很多情况下是致命的。

心梗的直接原因是动脉血管的老化和阻塞，而动脉血管老化和阻塞最主要的危险因素之一就是高胆固醇。

舒降之打造经典

在进行洛伐他汀临床试验的同时，默沙东实验室的科学家们毫不放松，又找到了一个更加安全有效的羟甲基戊二酰辅酶 A 还原酶抑制剂，这便是后来的辛伐他汀（化合物 3）。辛伐他汀与洛伐他汀的差别在于：又多了一个甲基。

有了美伐他汀的先例，人们自然会问：在洛伐他汀上加了一个甲基之后会不会引起一些新的副作用？所以辛伐他汀的药效和安评必须全部从头来过，不得有一点马虎。实验数据显示，辛伐他汀是一个功能强大的降胆固醇药物，最高可降低低密度脂蛋白（LDL）50％。其剂量为 5～80 毫克，对于高密度脂蛋白（HDL）及甘油三酯的水平没有实质性的影响。除了他汀类药物对极少数患者的一些常见的副作用外，辛伐他汀是一个安全且更有效的降胆固醇新药，于 1991 年底获得 FDA 的上市批文，中文商品名为"舒降之"（Zocor）。

他汀类药物能有效地降低人体血液里的游离胆固醇浓度，但游离胆固醇只是一个生物标记物（Biomarker）。魏尔啸 160 年前的"胆固醇假说"能不能成立？他汀类药物到底能不能减少冠心病的发病率呢？1994 年，默沙东公布了著名的"4S"临床研究结果，为他汀类药物的普遍应用提供了极具说服力的科学依据。

该临床研究项目的全称为"斯堪的纳维亚辛伐他汀存活率研究"（Scandinavia simvastatin survival study，简称 4S），为期 5 年，跟踪了斯堪的纳维亚地区（瑞典、挪威、丹麦等北欧国家）的冠心病患者共 4 444 人。结果显示，服用辛伐他汀的患者血液里的游离胆固醇含量平均降低了 35%，更重要的是，与对照组相比，可能的心梗死亡率降低了 42%，首次为"胆固醇假说"提供了最直接的实验数据，成为冠心病临床研究领域里的经典。基于"4S"临床研究结果，医学界普遍认为，长期服用他汀类药物，可以大大降低冠心病患者心梗或者脑梗的风险，延年益寿。中老年人即使未患冠心病，如果血液里游离胆固醇的浓度偏高，也应该服用他汀类药物，减少或延缓心血管的硬化和阻塞，提高生活质量。正因为如此，能有效抑制内源性胆固醇合成的他汀类降胆固醇药物很快成为历史上的"头号大药"，这一类药物的全球年销售总额高达数百亿美元。

一个小小的甲基，可以把美伐他汀打入冷宫；同样是一个小小的甲基，也可以使辛伐他汀（舒降之）成为预防和治疗冠心病的经典。遗憾的是，我们目前还无法预测，哪一个甲基（或是任何其他基团）会带来毒性或者副作用，哪一个甲基能提高安全系数或者药效。我们不能轻信那些看似无关紧要的修饰和改动，安全评估报告可能要泼你一头冷水；我们也不能放弃几乎相同的衍生物，药效研究的结果也许会给你一个惊喜。

我们必须用数据来说话。

益适纯一波四折

不难想象，由于他汀的巨大成功，在 20 世纪 80 年代末期，降胆固醇药物的研究成了各大制药公司的热门。

同在新泽西州，距离默沙东实验室不远的先灵葆雅制药公司（2009 年被默沙东兼并）当然也不例外，他们锁定了冠心病研究领域的另一个热门靶点——乙酰辅酶 A 胆固醇酰基转移酶（Acyl–CoA cholesterol acyltransferase，简称 ACAT）。当时有文献报道认为，对 ACAT 的抑制能阻止胃肠道对外源性胆固醇的吸收，从而与抑制内源性胆固醇合成的他汀类药物起到互补的作用。

先灵葆雅的 ACAT 抑制剂项目在启动后马上就遇到了麻烦。团队科研人员精心设计出来的在纸面上看起来很合理的新型化合物在一轮又一轮的生物测试中都没有呈现出预期的生物活性，令人失望。一个有心的实验员，把本来应该丢进废料桶的副产物分离纯化之后送去做了测试，意想不到的转机出现了。这个产率不到 5% 的副产物不仅在体外生物测试中显示出了相当的活性，而且在高剂量的动物模型中也有一定的药效。如果说测试一个非设计的副产物已经是小概率事件，那么这个副产物不但有体外的生物活性，而且还有动物模型中的药效，就是小之又小的概率了。

先导化合物被意外地发现了。以这个有活性的副产物作为模板，研究人员接着一轮一轮地设计新的化合物，试图优化这个先导化合物。虽然这些新化合物对 ACAT 的抑制活性越来越高，但是在动物模型实验中的效果（胆固醇下降）不见有什么增强，停留在 30% 左右，远远低于适合临床开发的要求。在这样的情况下，公司高层慎重地评审了这个项目，认为该靶点与胆固醇的吸收没什么相关性，决定停止 ACAT 抑制剂项目，将有限的资源投入其他更有希望的项目上。公司的决定是正确的，后来的研究结果也证实了 ACAT 与胆固醇的吸收确实没有必然的联系。

辛辛苦苦做了几年的项目要下马，项目研究人员当然不高兴，他们所能做的便是将这个项目的实验数据整理成文，争取在科学杂志上发表。在整理这些数据和撰写论文时，研究人员经常需要补充少量化合物及其数据。于是，在部门领导点头之后，一名药物化学人员在项目被宣布下马之后又补做了 2 对（4 个）新的化合物，打算在生物测试之后，将这些新的数据填写到论文的表格里去发表。尽管体外测试的结果跟预计的差不多，但在动物模型实验中意想不到的一幕又出现了：其中两个新化合物的药效比所有已知的化合物高出了很多倍。新的突破口又一次被意外地发现了。

在对这个意想不到的补充化合物进行代谢研究时，药理研究人员发现，该化合物所产生的药效可以持续很长时间，远远超过根据它的体内半衰期所预计的有效时间。也就是说，当血液里药物浓度下降至有效浓度以下时，它的药效却仍然存在。怎么会这样呢？经过研究人员追根溯源的仔细研究后，在用药后的仓鼠的胆管里发现了几个比药物本身活性更高的代谢产物。在新药研发里，这样的好事绝对是可遇而不可求的。有了这个可遇而不可求的发现，团队的科研人员通过化学修饰，合成出了体内活性比原先的临床候选药物高出 400 倍的新化合物——益适纯（Zetia）。因为益适纯也只是在胃肠道和胆管里来回周转，只有很少量进入血液循环和身体的其他脏器，所以它的安全性也非常之好。

随着临床研究的顺利进行，公司开始着手准备向 FDA 报批申请材料，可是项目团队的研究人员又犯难了：益适纯所作用的体内生物靶标肯定不是当初立项时的 ACAT，那到底是什么呢？在正常情况下，FDA 一般是不会批准生物靶标未知的新药上市的，益适纯又是一个例外，因为它的临床前动物实验与临床试验的结果很有说服力，疗效显著，安全指数好，适应面广，与他汀类药物能起到很好的互补作用。后来先灵葆雅与默沙东合作研发益适纯与舒降之的复方制剂，在合作过程中，两个公司的联合研究团队也最终搞清楚了益适纯的生物靶标是 PNC1L1——胃肠道里一个重要的胆固醇输送蛋白。

那是益适纯上市（2002 年）以后好几年的事了。

葆至能更上层楼

如果说每一个成功的新药研发项目都包含着一点幸运的因素，那么益适纯的研发过程中幸运的因素就远远不止这一点点了。但仅仅靠撞大运是远远不够的，还必须有严谨的科学态度与实践，正因为如此，益适纯的研发团队不但歪打正着地创造出了一个又一个难得的机会，而且还及时抓住了这些一闪即逝的机会，一步一步地走向了成功。

从机理上看，益适纯抑制胃肠道对外源性胆固醇的吸收，应该能与抑制内源性胆固醇合成的他汀类药物起到互补的作用，所以当益适纯还在临床试验阶段时，默沙东就拿着舒降之上门求合作去了。

两种药物联合使用，最坏的可能性是出现药物相互作用（Drug-drug interaction），不但药效会受到影响，还有可能出现毒副作用；最常见的结果是既不互补也不互损，1加1等于2；最好的结果则是互补的协同效应（Synergistic effect），出现1加1大于2的结果。益适纯与舒降之联合使用的复方制剂葆至能（商品名 Vytorin）就是这种最好的结果，非但没有相互干扰，而且还显示了很好的协同效应。

科学是严格的。益适纯与舒降之联合使用可以有效地降低胆固醇，并不等于也一定能降低冠心病患者心梗的风险。换句话说，默沙东经典的 4S 研究结果并不能直接扩展到益适纯与舒降之的联合使用，只有进一步的临床研究才能说明问题，于是乎，又一个长达 9 年的临床试验开始了。

2014 年，美国心脏协会公布了默沙东制药名为 "IMPROVE–

IT"的临床试验结果，数据显示，舒降之与益适纯的复合制剂葆至能可显著减少高危冠心病患者的心血管事件。益适纯与舒降之的互补性使得葆至能非常适用于对他汀类药物敏感度较低的患者，只要用相对较低的剂量就能将他们血液里的胆固醇控制在健康的水平。葆至能可以同时抑制胆固醇的内源性合成与外源性吸收，在高胆固醇和冠心病的治疗上又向前迈进了一大步。

在过去的 30 年里，美国 65 岁以上的老人服用他汀类药物的比例已经逐步上升到接近 50%，在同一时期内，这个年龄组的心脏病死亡率持续显著下降。[5] 可能的原因有很多，比如吸烟人口的下降，饮食更为健康（至少在某些方面），心脏病治疗的改善，心梗紧急治疗更为及时，等等。尽管我们很难把这些变化所带来的效果一一区分开来，但是毫无疑问，服用他汀类药物所带来的整体人群的胆固醇水平降低一定也起到了非常积极的作用。

2011 年 6 月初稿于新泽西

2017 年 7 月修改稿于上海

注　释

1　甲基的化学符号为—CH$_3$，表示一个碳原子（C）上连接着三个氢原子（H）。甲基不能独立存在，必须连接到另一个原子上。如果另一个连接的原子也是氢原子，那就是甲烷，天然气的主要成分。在化学结构式中，甲基经常被简略为一个端点（不分虚、实，或粗体）。汽油抗爆剂异辛烷含有 5 个甲基（5 个端点），而它的替代物甲基叔丁基醚则含有 4 个甲基（4 个端点），其结构式分别为：

异辛烷：　　甲基叔丁基醚：

2　因为胆固醇属于酯类（Lipid），所以胆固醇假说有时亦被称为"血脂假说"（Lipid hypothesis）。

3　日本国际奖（日文：日本国際賞，英文：Japan Prize）是国际科学技术财团所颁发的奖项。该奖项授予在科学技术方面取得独创性和飞跃性的成果，对科学技术的发展、人类的和平与繁荣做出重大贡献的人。获奖者大多为世界有名的科学家。获奖者可以得到奖状、奖牌和 5 000 万日元的奖金。该奖项只授予在世人物。

4　详见本书第七章《"是药三分毒"的背后》。

5　Health, United States, 2010: With Special Feature on Death and Dying, report from the National Center for Health Statistics.

第七章 "是药三分毒"的背后

从原创的顺尔宁到它的仿制药

是药三分毒,安全与有效是新药研发贯穿始终、相互依存的两个对立面。

现在每一个药物的说明书上除了适应证与用药剂量之外,一定会有好几条有关副作用的警告,严重的还会有"黑框警告"。就拿最最常见的阿司匹林来说吧,在市场上这么多年了,大概没有人还会认为服用阿司匹林有什么不安全的,但它的说明书上清清楚楚地写着:服用此药有可能导致胃肠道出血。最近的一项来自意大利的跟踪研究[1]数据显示,在18.6万长期服用低剂量阿司匹林的人群里,胃肠道出血的有2 300个病例(占1.2%),脑出血的有1 300个病例(占0.7%)。

安全指数：在药效与毒副作用之间

从辩证法的角度讲，能把人治好的东西也一定能把人治坏，就看你怎么治，治到什么程度。

20 世纪 70 年代中美关系破冰，时任美国国家安全事务助理的基辛格博士在巴基斯坦访问期间对外称病住院三天，其实却在秘密访问中国。消息公布之后，有传闻说基辛格当时真的病了，在北京期间听从周恩来总理的建议到协和医院接受了针灸治疗，结果针到病除，由此引发了全球范围的"针灸热"。当时针灸被说得神乎其神，很重要的一条理由是，它号称绝对没有副作用。其实，这种说法既不符合辩证法，也有悖于中国传统文化。当年金庸和梁羽生的武侠小说还没有流入内地，要不然以针刺穴而置人于死地的武林高手和民间故事应该是信手拈来的。针灸治病的机理目前还不清楚，但相信它有（不只是心理）作用的人必须承认，针灸一定要通过改变人体内的某个生物过程才会有疗效。这个生物过程既然能改变人体的状态，从病态变回到正常态，那么它一定也有可能反过来，把一个人从正常态变为病态。

药物治疗是用化学物质（包括各种无机盐、有机小分子和生物大分子等）来改变人体内某个特定的生物过程。在任何一个时刻，人体内都有成千上万个化学反应在同时进行着，这是维系生命所必需的。所谓"正常态"就是由这些化学反应而决定的生物过程在一定范围内的波动。从表征上讲，心跳不能太快也不能太慢，血压不能太高也不能太低，等等；表现在分子水平上，就是功能性蛋白质（包括受体、酶、离子通道、转运蛋白等）的表达不能太多也不能太少，各种代谢和循环不能太快也不能太慢。一旦超出了这个正常范围，就会出现"病变"，人体也就进入了"病态"。

造成人体病变的原因有很多，比如 2 型糖尿病，是因为人体内的葡萄糖代谢发生了紊乱，使得血糖持续升高，从而引起一系列严重的并发症。通过服用西格列汀等新型糖尿病药物，可以改变糖尿病患者的葡萄糖代谢，把血糖降下来，将其控制在正常范围内。[2] 但是，如果哪一个药物把血糖降得太多了，就有可能给病人带来生命危险。所以制药界还有一句行话，"剂量造成毒药"（Dose makes poison），什么东西吃多了，都有可能给身体带来不良后果，药吃过量了，当然就更是如此了。

怎么吃药才算安全呢？制药界定义了一个非常重要的

参数——安全指数（Safety index），有时也称"治疗指数"（Therapeutic index），或者"安全窗口"（Safety window），它是最高安全剂量（又称最高无副作用剂量）与最低有效剂量之间的比值。举例来说，如果一个临床试验药物的最低有效剂量是每千克体重 2 毫克，而在临床试验中没有观察到副作用的最高剂量是每千克体重 40 毫克，那么这个试验药物的安全指数就是 40/2=20（一般用"20X"表示 20 倍的意思）。安全指数是根据临床试验的数据计算出来的，是参与临床试验人群的统计数值。对于不同的副作用，安全指数一般来说是不一样的，比如引起轻微头疼的指数是 10X，而引起血压升高的指数则可能是 50X。对于不同的人种、不同的性别以及不同的年龄组，同一种药物的安全指数也有可能是不一样的。落实到个体病人，每种药物的安全指数还会有上下波动，但是绝大多数都应该在统计误差的范围之内。在原创新药的研发过程中，安全指数是一个很重要的标志杆。安全指数越高的药，用药的允许误差就越大，适用的人群就越广。一种新药若能被国家监管部门批准用于婴幼儿，它的安全指数一定是很高的，默沙东的原创新药顺尔宁（Singulair™，药名孟鲁司特 [Montelukast sodium]）就是少数几类被批准用于治疗婴幼儿哮喘病和过敏症的药物。

哮喘病：在成年人与婴幼儿之间

哮喘病（简称哮喘）是一种很常见的慢性病，也是少年儿童中最多发的慢性病。

哮喘（Asthma）的英文词源于古希腊文，意指"急促的呼吸"，最早出现在公元前450年希波克拉底的描述中。几百年后，古希腊医学家盖伦撰文，第一次提到了哮喘是因部分或整个支气管阻碍所造成的。根据世界卫生组织2017年8月在其官方网站上更新的数据，目前全球哮喘病患者大约有2.35亿，与哮喘相关的死亡有80%发生在中低收入的发展中国家。美国疾病预防与控制中心官方网站2010年的统计数据显示，美国成年哮喘病患者人数接近2 000万，平均每12人中有1人患病；儿童哮喘病患者人数约700万，平均每11名儿童中有1人患病。年龄组18岁以下的发病率（9.6%）明显高于年龄组18岁以上的发病率（7.7%），而发病率最高的年龄组是5～17岁，接近11%。中国哮喘联盟发布的一份报告显示，我国哮喘病患者多达3 000万，发病率高达1.24%，而在众多的哮喘病患者中，儿童就占 600 万，发病率为 1.97%，这意味着每 100 名儿童中就有 2 名哮喘患者。由于统计数据不全，加上一些偏远地区的医疗条件较差，应当还有相当多的哮喘病患者尚未被确诊，所以实际患病人数估计远远超出 4 000 万，其中约有 700 万儿童饱受哮喘困扰。在环境污染严重的今天，哮喘的发病率还会不断上升。

哮喘病是影响人们身心健康的重要疾病，如果治疗不及时，不规范，哮喘的急性发作甚至可能致命。我们这一代人都非常熟悉和喜爱的一代歌后邓丽君女士就是因为哮喘突发，抢救不及时而离世的。2002—2007 年，美国每年用于治疗哮喘病的费用平均高达 560 亿美元，经济损失巨大。哮喘病多发于学龄儿童中，全美国的中小学生因为发哮喘而不能上学的天数每年累计大约有 1 500 万天。

哮喘病是一种支气管慢性炎症性疾病，这种慢性炎症导致孩子的气管过分敏感，当受到各种因素的刺激时，过分敏感的气管发生反应，就会出现哮喘症状。发病内因包括儿童本身特应性体质、遗传特性等；外因则包括空气污染、食物过敏、营养不均、宠物过敏等。其中环境污染的关联最为突出。PM2.5 被认为会导致咳嗽、呼吸困难、肺部功能降低、加重哮喘等疾病。这些细小颗粒通过呼吸道，部分没有被过滤掉的就沉积在人体里，从而危害健康。另外，季节变换时，尤其是春季，也是儿童哮喘的高发期，会出现反复发作性喘息、胸闷、咳嗽乃至呼吸困难。患儿不能参加正常的学习和课外活动，给家庭带来了较大的身心负担。

从 20 世纪开始，支气管扩张剂一直是治疗哮喘病的重要手段，主要有抗胆碱类药物（Anticholinergic agent），如溴化异丙阿托品（Ipratropium bromide）和 β2 肾上腺素受体激动剂（β2 adrenergic receptor agonist），沙丁胺醇（Albuterol）和特布他林（Terbutaline）等药物。直到 20 世纪 60 年代，医药学家们才发现哮喘不只是单纯的支气管挛缩，而是一系列的炎症反应，因此才将消炎药加入哮喘病的治疗中。目前，以顺尔宁（孟鲁司特）为代表的白三烯受体拮抗剂可以抑制气道炎症，降低气管敏感性，减少病毒诱导的间歇性喘息，尤其适用于治疗同时患有过敏性鼻炎的哮喘。

顺尔宁：在大胆创新与谨慎验证之间

20 世纪 30 年代，两位澳大利亚生理学家从豚鼠的肺部发现了一类"慢反应物质"（Slow reacting substance，简称SRS），到了70年代，类似的"慢反应物质"在人的肺部也被发现了，而且有迹象表明，这些"慢反应物质"很可能在哮喘的发病过程中起着很重要的作用。尽管来源很有限，稳定性也不好，但很多制药公司还是开始了对"慢反应物质"的研究，默沙东也不例外。

直到70年代末期，这些"慢反应物质"的结构才被逐一确定下来，并被统一命名为"白三烯"[3]（Leukotriene，简称LT）类化合物，随后完成的人工全合成又解决了来源短缺的问题，使得白三烯的研究进一步深化，而白三烯受体拮抗剂有可能用于哮喘病治疗这一大胆的假设也为更多的医药研究人员所接受。要知道，当时白三烯的受体还没有被发现，直到90年代末期，默沙东的第一个白三烯受体拮抗剂药物顺尔宁上市后，白三烯的受体才首次被提取出来。

在没有纯化的白三烯受体的情况下，所有实验都只能在细胞或组织里进行，通量低，稳定性也差。面对这样的挑战，位于加拿大魁北克省蒙特利尔市郊的默沙东实验室福斯特研究所（Merck Frosst）的科研团队在20世纪80年代中期，就将第一代的两个白三烯受体拮抗剂候选药物先后推上了临床试验，一个做口服药，另一个做喷雾吸入制剂，但结果差不多，都不尽如人意。这两个化合物虽然都有一点点统计意义上的药效，但远远没有达到临床应用的标准。面对挫折，默沙东蒙特利尔的研究团队决定寻找活性更高的白三烯受体拮抗剂，以期达到显著的临床效果。

1989 年，默沙东实验室的第二代白三烯受体拮抗剂候选药物进入了临床试验。因为活性和口服生物利用度的大大提高，在为期 6 周的药效实验中，哮喘病患者的肺活量有所提高，肾上腺素受体激动剂的使用减少，喘息、胸闷乃至呼吸困难等典型哮喘病症状都有了明显改善，实现了临床的概念证明（Clinical proof of concept，简称 Clinical POC）。预期的药效达到了，但副作用也随之而来。在高剂量的大鼠安评试验中，这个候选药物引起了意想不到的肝肿大，没有了足够的安全指数，临床试验也只好立刻下马了。

进一步的毒理研究发现，大鼠的肝肿大是由于肝脏过氧物酶体（Peroxisome）的增殖引起的。有没有可能找到既有明显药效，又不会引起肝肿大的白三烯受体拮抗剂呢？带着这个疑问，默沙东实验室的科研人员重新回到实验室，继续埋头苦干，在安全与有效的夹缝里，寻找新一代的白三烯受体拮抗剂。功夫不负有心人，1991 年默沙东实验室的第三代第四个白三烯受体拮抗剂候选药物进入了临床试验。数据显示，口服剂量从 2 毫克一直到 800 毫克都没有发现副作用，而有效的口服剂量只要 5～10 毫克左右，安全指数之高可见一斑。在随即展开的儿科临床研究中，这个候选药物的咀嚼剂型在婴幼儿患者中也同样显示了良好的疗效和安全性，而且不影响婴幼儿的生长速率。

临床研究的好消息接二连三地传到了默沙东福斯特研究所，为白三烯受体拮抗剂的研发一起辛勤工作了 18 年的科研团队又一次聚到了小会议室里。他们再一次绞尽脑汁，为这个即将诞生的抗哮喘新药命名。热议之后，大家一致同意，把这个未来的新药叫作"孟鲁司特"（Montelukast）[4]，以纪念它的诞生地——蒙特利尔（Montreal）。1998 年 2 月，顺尔宁（孟鲁司特）上市，被批准用于成年人以及 6～14 岁儿童。2000 年 6 月，顺尔宁又被 FDA 进一步批准用于 1 岁以上的婴儿患者。

等效性：在原创药与仿制药之间

2012 年 8 月 3 日，默沙东原创的用于治疗哮喘与过敏的品牌药孟鲁司特的化合物发明专利在美国到期了。[5] 就在同一天，FDA 批准了第一个孟鲁司特的非专利仿制药（Generic drug）。[6] 从原来的独家生产，进入了多家竞争的新阶段。竞争无疑会给消费者带来益处，但是大家自然而然地会问：仿制药与原创药之间到底有什么区别？

仿制药与原创药里的有效成分在分子的水平上是完全一样的，也就是说，有效成分是同样的化学分子。但是，尽管仿制药里含有相同等量的有效成分，而且纯度检验也达到要求，但还是有可能在疗效和副作用上与原创药有所不同。如何把一个化学分子做成药剂还是颇有讲究的。

一般来说，原创药物的第一个也是最重要的专利是化合物发明专利，做仿制药这个专利是绕不过去的，所以必须等到这个专利有效期届满。但是所有的原创药物除了化合物发明专利之外，一定还会有工艺流程的专利、晶型的专利、制剂的专利等，而且它们的有效期都会在化合物发明专利之后，比如孟鲁司特的口服液制剂（Oral granuales sprinkle formulation）的发明专利要到 2022 年才到期。

这些"二线专利"虽然给仿制药的生产设置了壁垒，但它们的保护是有限的，通俗地讲，就是可以"绕过去"的。首先，仿制药的生产厂家会建立自己的工艺流程。由于工艺流程的不同，生产出来的有效成分尽管在纯度上达到了要求，但是在杂质分布等其他指标上很难做到与原创药完全一样，如果引进了新的主要杂质，就必须做鉴定和安评。工艺通过了，还要挑选专利保护之外的晶型。不同的晶型在体内溶解和吸收的速率是很不一样的，如果你不信，就拿点绵白糖和冰糖放在水里试试，虽然都是糖，但溶解的速率相差很大。原创药的专利晶型在溶解性、稳定性和生产成本等各个方面肯定都有优势。仿制药的生产厂家没有别的办法，只能在其他的晶型里挑选，然后通过制剂的研究，争取达到"生物等效"。

所谓生物等效性，就是仿制药与原创药的临床药代动力学比较数据。为了保证仿制药与原创药有同等的药效和安全性，仿制药的生产厂商必须在报批时向药监局提供"生物等效性"（Bio-equivalency，简称 BE）的临床数据。BE 这个术语近两年在国内医药界变得非常流行。只有在仿制药的药代动力学指标进入了原创药的误差范围之内，才能宣称该仿制药与原创药具有"生物等效性"，药监局才会批准上市。这是一个相对小规模的临床试验，所以研发仿制药的成本远远低于原创药，药品的价格也就会远远低于原创药。大量低价仿制药的上市可以让更多的患者获得及时的治疗，同时也在很大程度上减轻了医保环节的经济负担。

因为生物等效性的临床试验是短期的，而原创药在化合物发明专利到期之时，已经积累了大量长期临床使用的数据，医药人员对其药性、剂量、适用人群、可能发生的副作用等重要参数都有很好的了解，所以用起来更放心一些，尽管在价格上要贵一些。不光医药人员如此，广大患者在经济条件允许的情况下也有这个倾向，所以，拜尔生产的阿司匹林到现在仍旧是药房里最受欢迎的。

固定剂型：在体重与剂量之间

目前，顺尔宁的剂量有 10 毫克和 5 毫克的片剂，适用于成年人；有 4 毫克的片剂，适用于儿童；还有婴儿用悬浮液，出生 6 周以上的婴儿就可以用了。

所有新药在临床前的动物研究期间，其用量都是按照实验动物体重严格计算的，无一例外。药代动力学研究（药物进入体内后都去哪了？）必须按体重计算用量，药效学（药物进入体内后都干了啥？）也必须按体重计算用量。这样做有利于建立剂量的相关性，消除因为体重不同而带来的不确定性，也有利于不同种类的实验动物之间的外推和换算。但是，一旦进入临床研究，按照体重计算剂量的可操作性就没有了，药房是不可能给前来配药的患者先称一下体重，然后计算出相应的剂量，当场配制药物的，所以只能是一个或几个预先设计好的固定剂量。

在临床研究的前期，因为健康的志愿者或患者人数相对较少，挑选可以比较严格，特别瘦小，或是特别肥胖的人可以不入选，所以用平均值（一般男性按60千克，女性按50千克）计算也不会有大的出入。在做人体的药代动力学研究时，还会有意识地包括不同体重的受试者，获得药物与体重的相关性，以便在临床研究的后期确定不同年龄组的不同剂量。

就拿顺尔宁来说，成人的用药剂量确定在5毫克和10毫克两个固定剂量，但是根据药代动力学的数据，5毫克用于儿童保险系数不够大，因为儿童的体重差别是很大的，为此，默沙东专门开发了4毫克的片剂。你也许会问：5毫克与4毫克只差1毫克，真的有这么大的差别吗？

如果说是 100 毫克与 99 毫克，那倒真是没多大差别，因为相对误差才 1%。但是 5 毫克与 4 毫克就不一样了，相对误差已经达到了 25%。一个 1 岁的哮喘患儿，本来身体发育就受到了影响，体重偏低，再多吃 25% 的药物，结果就不好说了。

开发 5 毫克与 4 毫克两种片剂也把默沙东的化学工艺和制剂研究水平推到了极致。试想一下，生产 100 万片 4 毫克的顺尔宁药片，必须把每一片有效成分的误差范围控制在 3.6～4.4 毫克之内（±10%），需要多高的工艺精度？中国目前的化学工艺研究进步很快，相信在不久的将来也能够以可持续的"绿色化学工艺"生产出剂量精准、生物等效的优质仿制药。

由于像顺尔宁这样全年龄组的抗哮喘新药的使用，当今的治疗手段可使接近 80% 的哮喘患者的病症得到非常有效的控制，使他们的日常生活和工作不受影响。国际卫生组织把每年 5 月份的第一个周二定为世界哮喘日，旨在提醒公众对疾病的认识，提高对哮喘的防治水平。

2012 年 12 月初稿于上海

2017 年 12 月修改稿于新泽西

注 释

1　De Berardis, G., Lucisano, G., D'Ettorre A., et al. (2012) Association of aspirin use with major bleeding in patients with and without diabetes. *JAMA*, 307(21): 2286–2294.

2　详见本书第九章《挑战新世纪的健康威胁》。

3　白三烯是"leukocyte"（白细胞）和"triene"（含有三个共轭双键的化合物）的合成词。该单词是由白三烯的发现者、1982年诺贝尔生理学或医学奖得主、瑞典生物化学家本格特·萨米尔松在1979年创造的。

4　美国每一类药名的词根都是由FDA确定的，比如白三烯受体拮抗剂类的药物，都必须以"-lukast"（鲁司特）作为词根，每个制药公司只能在这个词根上加前缀，作为药物的名称，比如Montelukast（孟鲁司特）、Zafirlukast（扎鲁司特）等。药物的商品名称则不受FDA的限制，公司可根据市场情况和文化背景来命名自己的产品，是注册的商标（加有TM上标）。在中国，大多数药物的商品名称会含有"宁""舒""息""安"等字样，比如孟鲁司特的中文商品名为"顺尔宁"，扎鲁司特的中文商品名为"安可来"。

5　孟鲁司特在欧盟的化合物发明专利于2013年到期。在中国、日本等其他国家，孟鲁司特仍在专利保护之下。

6　非专利仿制药在这里是指原创药专利到期后，其他制药厂完全按原创药的有效成分和剂型仿制的药物。在原创药专利到期之前，亦有厂家通过合成原创药专利之外的类似物开发后继专利药。后继专利药属于原创药物，所以开发过程和原创药物是一样的。

第八章　凝结中国科学家毕生心血的HPV疫苗

从诺贝尔医学奖的基础研究到制药公司的创新产品

　　癌症在很多人心目中可能还是"不治之症"的代名词，尽管近年来，随着基础医学研究的不断发展，医药界对于癌症的认识已经有了长足的进步，对于癌症的治疗和预防也取得了突破性的进展。2006年，默沙东投放市场的人乳头瘤病毒（Human papilloma virus，简称HPV）疫苗佳达修®（Gardasil®）就是其中一个通过抗HPV感染而预防包括子宫颈癌（Cervical cancer）在内的多种疾病的有效疫苗，这也是一个凝结着中国科学家周健博士毕生心血的疫苗。

十年"钓鱼",豪森教授找出子宫颈癌起因

大多数癌症的起因目前还不是很清楚,但女性子宫颈癌是一个例外。早在 1974 年,德国海德堡癌症研究中心的海拉德·豪森(Harald Hausen)教授就提出了 HPV 长期慢性感染会导致子宫颈癌的假设。这个大胆的假设并没有得到学术界的广泛认同,因为当时子宫颈癌的研究主要集中在单纯疱疹病毒(Herpes simplex virus)上。

豪森教授独辟蹊径,率领他的研究小组,潜心寻找子宫颈癌细胞中人乳头瘤病毒的遗传物质 DNA。他认为这些在癌细胞中的病毒 DNA 很有可能处于长期的休眠状态,并不一定会复制新的病毒体,这给他的研究工作带来了不少困难。豪森研究小组采用了一种俗称"钓鱼"的研究方法,把人工合成的已知 DNA 片断做上标记,通过细胞内杂交,设法提取病毒的 DNA。他们成功地从脚底疣的细胞中找到了 HPV 的 DNA 片断,后来在皮肤疣的细胞中也找到了。但是,当他们将同样的方法用于子宫颈癌细胞时却失败了,没有找到 HPV 的 DNA 片断。豪森教授和他的同事们没有气馁,也没有怀疑他们当初的设想。考虑到病毒 DNA 不断变异的特性,他们改

进了传统的"钓鱼"方法，扩大搜索范围，经过十多年的艰苦努力，终于获得了成功，钓到了"大鱼"，在子宫颈癌的活体切片里找到了 HPV 的 DNA 片断。

1983 年，豪森教授首次发表了他们的研究结果，立刻引起学术界的高度重视。随后的研究结果表明，几乎所有的子宫颈癌都是由于 HPV 的持续性感染引起的，并且其中大约有70% 的病例是由 HPV 家族中的 HPV-16 和 HPV-18 这两种型别的病毒感染引起的，而这两种型别正好就是豪森研究小组最初发现并克隆的型别。豪森教授的这项研究证实了 HPV 的构成，阐明了 HPV 的致癌机理，以及影响病毒存活和细胞转化的因素，为预防和治疗妇女子宫颈癌奠定了理论基础。2008 年，瑞典皇家科学院诺贝尔奖委员会决定授予豪森教授诺贝尔生理学或医学奖，表彰他的研究成果对于人类健康所做出的重大贡献。

持续感染，人乳头瘤病毒危害深远

HPV 是一种属于乳突病毒科的乳突淋瘤空泡病毒 A 属，是球形的 DNA 病毒，目前已经发现了 200 多个型别，其中至少有 40 个型别是通过性接触在人群中传播的。HPV 病毒的其他传播途径包括密切接触、医源性感染（医务人员在治疗护理过程中防护不当，造成自身感染或通过医务人员传给患者）和母婴传播（婴儿通过孕妇产道时的密切接触）等。在已知的 HPV 型别中，大多数不会引起被感染者的任何症状，而且感染期也相对短暂，被感染者能在 1～2 年之内自愈，目前尚未发现长期遗留的不良影响。但是，有少数被感染者会发展成持续性的感染，造成人体皮肤黏膜的鳞状上皮增殖，表现为寻常疣、生殖器疣（尖锐湿疣）等症状，属于低危型 HPV 感染。低危型的 HPV 感染率非常普遍，关于女性生殖道 HPV 感染的流行病情，据 2003—2004 年来自美国的国家健康和营养研究课题的一个调查结果显示，14～59 岁的 HPV 总感染率接近 27%，也就是说，在这个年龄段里，每四个女性中就有一人被感染！而在卫生条件相对落后的发展中国家里，HPV 的感染率还会明显高于这个数字，所以 HPV 感染对女性造成的危害大大超出了先前的估计。根据 2007 年发表的中国 HPV 感染的筛查报告，[1] 在子宫颈癌高发的农村地区和大城市的 5 218 名妇女中，20～54 岁妇女的生殖道高危型 HPV 平均现患率相近，分别为 14.6% 和 13.8%，显著高于世界发达国家同年龄的现患率（5% ～ 10%）。尽管没有子宫颈癌的威胁，男性也同样被 HPV 感染所困扰，生殖器疣会带来生活上的诸多不便，而且 HPV 也是肛门癌和阴茎癌的主要感染源。

在被 HPV 持续性感染的女性中，有 5% ～ 10% 会逐步恶化，引起宫颈鳞形上皮不同程度的病变，发展成高危型的 HPV 感染，整个过程通常要 10 ～ 15 年时间。这些进一步的病变有可能最终导致恶性的子宫颈癌，成为危及妇女生命的恶性疾病，发病率仅次于乳腺癌，居妇科恶性肿瘤的第二位。著名香港艺人梅艳芳就是因患子宫颈癌英年早逝，年仅40 岁，是演艺圈和众多粉丝的巨大损失。2002 年，由 HPV 感染而引发的癌症新病例估计超过 56 万，居所有癌症感染源的首位。宫颈癌是女性中第四大常见癌症。根据美国癌症协会（American Cancer Society）官方网站的预计，2019 年美国将会有 1.3 万多例宫颈癌的新病例，所造成的死亡人数将超过 4 000 人。根据世界卫生组织官方网站数据，在全球范围内，2018 年宫颈癌新发病例估计为 57 万例，占所有女性癌症的 6.5%，其中大约 90% 的宫颈癌死亡发生在中低收入的发展中国家。《2015 年中国癌症统计报告》显示，中国每年宫颈癌新发病例约 9.89 万例，死亡人数约 3.05 万，发病率和死亡率呈明显的上升趋势，且子宫颈癌发病年轻化，由此可以推测高危型的 HPV 感染在中国造成的损失也是巨大的。

精诚合作，中澳联手构筑病毒"空心汤团"

既然几乎所有的子宫颈癌都是由高危型 HPV 持续感染引起的，而防止病毒感染最有效的方法是接种疫苗，那么如果能研发出预防 HPV 感染的疫苗，不但可以有效地降低子宫颈癌的发病率，而且还可以在很大程度上防止与 HPV 感染相关疾病的传播。本着这样一个基本的科学理念，澳大利亚墨尔本沃尔特伊莱扎医学研究所的免疫学家伊恩·弗雷泽（Ian Frazer）教授与中国病毒学家周健博士合作，在 20 世纪 90 年代开始了 HPV 疫苗的研究。

1989 年，已经小有名气的伊恩·弗雷泽教授到英国剑桥大学学术休假。在那里，他幸运地遇见了改变他一生的人，这就是来自中国的青年访问学者周健博士。日后，功成名就的弗雷泽谈起这段往事时非常感慨地说："我在剑桥大学的学术休假，并没有学到多少计划中想学的干细胞知识，却幸运地遇见了周健。我们开始合作研究 HPV 并探讨研制疫苗的可能性，周健的贡献在病毒学，我的贡献在免疫学。"² 两人在剑桥的相遇是短暂的，弗雷泽在返回墨尔本之前，热情邀请周健夫妇去澳大利亚工作。

周健博士 1957 年出生在杭州，中学毕业后在当地一家工厂里做工人。1977 年恢复高考，周健考入温州医学院，成为一名本科生，开始了他的求学生涯，并于 1987 年获得河南医科大学病理学博士学位。在北京医科大学博士后流动站工作一年之后，他前往英国剑桥大学帝国癌症研究基金会免疫学与癌症研究中心肿瘤病毒实验室做访问学者，并与弗雷泽相识。

1990 年，应弗雷泽教授的邀请，周健博士带着妻儿来到澳大利亚昆士兰大学的免疫实验室，和弗雷泽共同研究 HPV。起初的大半年里，他们的合作研究进展甚微，提取和克隆 HPV 基因的工作遇到了很大的困难。坚韧不拔的周健博士在经历了多次失败之后突然发现，HPV 的主要衣壳蛋白 L1 和 L2 在一定条件下能自动聚集，自我组装成与病毒很相像的微粒（即病毒样颗粒 [Virus-like particle]，简称 VLP）。

HPV 所属的球形 DNA 病毒是由遗传物质脱氧核糖核酸（DNA）和包裹 DNA 的球形衣壳（Capsid protein，又称"衣壳蛋白"）组成的。当病毒进入宿主细胞，并将其遗传物质 DNA 嵌入宿主细胞的基因后，宿主细胞即被感染。该病毒就可以利用被感染的宿主细胞的资源和功能进行自我复制，有系统地合成新的衣壳蛋白亚基，并进行组装，然后引入遗传物质 DNA，完成复制。因为由衣壳蛋白 L1 和 L2 自动组装成的病毒样颗粒并不含有关键的病毒遗传物质 DNA，所以它们不能自我复制，也就不会造成感染。如果把病毒比作被衣壳蛋白包着的"毒药汤团"，那么病毒样颗粒就好比是不含毒药的"空心汤团"，看上去完全一样，却不会致病。

1993 年，弗雷泽与周健以 HPV-16 为目标，通过在酵母细胞中重组和表达衣壳蛋白 L1，使其自动聚合成病毒样颗粒，并且在动物实验中成功验证了由此引发的对该病毒型别的免疫反应。这是一个突破性的进展，因为不同的 HPV 型别就是由 L1 编码基因的不同而导致的，从理论上讲，能表达和重组 L1 就能对付多种 HPV 的型别。

握"金刚钻"，默沙东勇揽多价疫苗"瓷器活"

有商业头脑的弗雷泽立刻和昆士兰大学一起去寻找有能力和有意愿的制药公司进行合作，开发 HPV 疫苗，但是大多数制药公司对此却有所顾虑。

一些公司认为这样一种疫苗未必能纳入国家免疫，对未来的回报没有把握；另一些公司担心专利注册问题。还有一个关键的问题，当时已知的HPV就有120多种型别，而目前只能研发针对HPV-16这一种型别的疫苗，那么如果想做到更大比例的预防，患者可能需要接种好几十种疫苗，无论是从患者的依从性，还是可行性上看，几乎都是不可能做到的。

"没有金刚钻，别揽瓷器活。"默沙东制药相信这些问题都是可以解决的，因为经过多年的积累，默沙东已经掌握了研发多价疫苗的"金刚钻"。

默沙东疫苗研发部首先选择了HPV-16作为目标，进行"概念验证"，因为HPV-16持续性感染引起的子宫颈癌超过总数的一半。默沙东的疫苗研究人员采用周健博士发明的实验技术，成功地在酵母细胞中重组和表达了衣壳蛋白L1，并使其聚集成病毒样颗粒。1993年，他们在临床前的动物实验中，毫无疑义地验证了以病毒样颗粒为基础研制的疫苗可以有效地防止HPV-16的感染，这一步骤在业界被称为"药理验证"（Pharmacological proof of concept）。紧接着，漫长的临床试验开始了，因为临床试验是"随机双盲"的，医生和受试者都不知道哪个是安慰剂，哪个是试验药物，所以在解密之前没有人能够根据临床观察而得出结论。

2001 年，焦虑的等待结束了，期待中的"临床概念验证"（Clinical proof of concept）有了结果：所有 41 例新发现的 HPV-16 感染病例都来自接受安慰剂的人群组，疫苗的有效性达到了 100%。

令人遗憾的是，1999 年，当疫苗的临床研究还在进行时，作为主要发明人之一的周健博士在回国进行学术访问期间，因过度疲劳意外去世。对于科研的忘我投入，让周健博士早早地耗尽了一生，他用生命照亮了 HPV 疫苗的成功之路，自己却未能等到那一天。为此，澳大利亚昆士兰州设立了周健学者基金，对周健在世界第一个 HPV 疫苗研发中的重大贡献给予了正式的承认。

以一当四，多价疫苗佳达修安全有效

成功的喜悦是短暂的，临床概念的充分验证给默沙东实验室的团队提出了更高的要求。

当时已知的 HPV 有 120 多个型别（目前已超过 200 个），

它们各自产生的抗体并不一定相互兼容，也就是说，HPV-16的抗体不一定对HPV-18有效，反过来也是一样。所以，针对HPV-16的疫苗只能防止大约一半的子宫颈癌，这显然是难以被接受的。但是，从技术上讲，目前还不可能对所有已知的HPV型别都进行免疫，只能选择其中的几个型别。我们知道，妇女子宫颈癌患者中70%的病例是由HPV家族中的16和18这两个型别的感染引起的，同时，这两个型别也是引起肛门、阴唇、阴道和阴茎癌症的主要感染源。另外，在生殖器疣的患者中，有90%以上的病例是由6和11这两个型别的感染造成的。尽管研发的难度和成本都高了许多，但为了使新研发的HPV疫苗能最大限度地保护人们的健康，默沙东的科学家们选择了HPV-6、HPV-11、HPV-16和HPV-18这四个型别同时作为抗原，研发4价的HPV疫苗。通俗地讲，就是把四个不同的疫苗做成一个多价疫苗。

默沙东是研发多价疫苗的先驱，目前全球最广泛使用的MMR疫苗就是默沙东在20世纪60年代研制的麻疹（Measles）、腮腺炎（Mumps）和风疹（Rubella）3价疫苗（简称"麻腮风疫苗"）。不同的病毒必须被不同对待，不同型别的病毒也有其各自的特点，用于重组和表达HPV-16的条件不一定适用于 HPV-18，所以对每个型别必须分别进行优化，找到稳定的能用于大规模生产的条件。这样一来，资源的投入和研发的周期都会大幅度提高，但是对整个社会来说，多价疫苗是能节省开支的，因为治疗子宫颈癌以及其他 HPV 感染病症的费用是非常昂贵的。

就这样一个接一个，默沙东的疫苗研究人员不断地以优化的工艺，通过遗传工程，在酵母细胞中将 HPV-6、HPV-11、HPV-16 和 HPV-18 这四个 HPV 型别的衣壳蛋白 L1 重组表达出来，纯化后自动组装成各自的病毒样颗粒，成功地生产出了世界上首个四价的 HPV 疫苗，经 FDA 审批通过后，于 2006 年 6 月在美国上市，商品名为佳达修®。同年 8 月 28 日，在澳大利亚昆士兰亚历山大公主医院，伊恩·弗雷泽教授为一对少年姐妹注射了世界上第一支 HPV 疫苗。

这是世界上首个能够预防癌症的疫苗，美国国立癌症研究所（National Cancer Institute，简称 NCI）的研究报告显示，将佳达修用于未受 HPV 感染的女性，可以在之后许多年内 100% 地防止这四种 HPV 型别的感染和由感染引起的癌变，而且对于其他 HPV 型别的感染也有一定的预防作用。截至 2018 年 2 月，佳达修®已在全球 133 个国家和地区获批上市，进入 71 个国家和地区的政府免疫计划，接种超过 2.27 亿剂次，其安全性得到了充分的验证。NCI 的研究报告声称，如果免疫效果是长期的，那么 HPV 疫苗的广泛使用可以有效地将宫颈癌的死亡率降低三分之二。除此之外，HPV 疫苗的使用还可以大大降低相关 HPV 型别的感染率，从而降低大量的治疗和跟踪费用，其中包括活检和各种介入手术，免除了不必要的痛苦。包括世界卫生组织在内的国内外权威机构都明确指出，接种 HPV 疫苗是宫颈癌一级预防的主要措施之一，HPV 疫苗的有效性和安全性已获得认可。

助益社会，预防接种与宣传教育并进

佳达修疫苗是预防性的，没有治疗作用，也就是说，对于已经感染 HPV 病毒的患者，这个疫苗无法起到清除作用。所以，佳达修疫苗的最佳接种时间是第一次性生活之前。年轻女性是 HPV 感染的主要受害者，也是最需要接受保护的群体。至于其他年龄组的人群，不管是女性还是男性，如果还处于性生活的活跃期，也同样面临 HPV 感染的风险，所以也应该接受接种佳达修所带来的免疫保护。

但是，佳达修疫苗的推广并不是一帆风顺的。一些宗教组织和保守派人士指出，HPV 疫苗的广泛接种有可能会使得原本在性观念上已经很开放的年轻人在性生活方面更加放纵，更加不负责任，从而造成新的社会问题，而且会使得另一些不受保护的性病加速蔓延，最后得不偿失。相关议题甚至出现在当年美国共和党总统候选人提名的电视辩论会上，影响面之广、受重视程度之高可见一斑。

救死扶伤、保护民众的健康是医药工作者的职责。佳达修疫苗作为当时国际市场上获批使用的唯一一个 4 价 HPV 疫苗，如果预防接种得当，可以使广大青少年，尤其是年轻女性，免受 HPV 感染而带来的健康危害以及病痛。至于它可能带来的负面的社会影响，我们应该通过正面的宣传和教育来提高下一代人的社会责任感，也可以通过社会道德加以约束，而不能把广大青少年暴露在 HPV 面前，让他们的健康受到威胁。

新药的研发总是与社会效益密切相关的，佳达修疫苗的成功，大大降低了女性宫颈癌的发病率和死亡率，同时也大大降低了治疗 HPV 感染的医药费用，其社会效益是显而易见的。2011 年全年，佳达修全球销售额达到 12 亿美元。根据默沙东的财报，2012 年全年，佳达修销售收入总计已达 16.31 亿美元，较前一年增长了 35%。2017 年，佳达修全球接种高达 3 400 万剂次，成效显著。

造福人类，一个科学家应该做的

凭借对 HPV 疫苗发明做出的杰出贡献，弗雷泽当选为"2006 年度澳大利亚人"，这是澳大利亚公民所能获得的最高荣誉。他在接受媒体采访时说："我是如此的遗憾，周健不能在这里和我分享这份荣誉，他非常应该获得这一殊荣，因为在这个疫苗的发明中，他的贡献和我一样多。"周健的早逝也让弗雷泽意识到自己还有一份特殊的责任："中国是周健的祖国，宫颈癌也是中国面临的一个严重问题，我认为自己有责任确保中国和其他发展中国家的女性能获得我和周健合作发明的这种疫苗。"[3]

如今，周健的母校温州医学院立起了他的塑像，澳大利亚昆士兰州设立了周健学者基金，昆士兰大学每年都会举行一次纪念周健的学术报告会。澳大利亚前总理陆克文为周健的纪念文集作序，向合作发明了世界上第一支预防宫颈癌疫苗的周健博士表示崇高的敬意，称赞他"使全世界千百万妇女，包括 200 万以上的澳大利亚女性受益"。

2017 年，这支凝结着周健博士毕生心血的疫苗，终于来到了他的祖国，[4]千千万万的中国女性可以在家门口就获得佳达修带来的福祉。周健的遗孀孙小依医生十分欣慰地说："宫颈癌疫苗成功上市，离不开千千万万的科学家和为之奋斗的人们，这十几年的艰辛，常人很难体会。我感谢默沙东为此默默无闻工作的科学家们，是你们让周健的发明变得有意义。"

现在谈起宫颈癌疫苗佳达修的时候，很多人喜欢想象，如果周健博士依然在世，那么，科学院院士、大型制药公司顾问等头衔和荣誉必然都会属于他。但是最了解周健的孙小依却是这么说的："如果要是周健还活到今天的话，他一定会说我只是一个科学家，这是我应该做的。"

为了能更有效、更全面地预防 HPV 感染，以默沙东为首的各大制药公司，在第一代宫颈癌疫苗上市之后，相继开始研发并成功地将第二代 9 价的 HPV 疫苗投放市场，使宫颈癌的预防达到了更高的水平。[5]我们有理由相信，在不久的将来，由 HPV 感染引起的子宫颈癌也会成为历史。从这个意义上讲，子宫颈癌将是人类攻克的第一个癌症，中国科学家周

健用他的生命在这段重要的人类健康史上写下了浓墨重彩的
一笔。

2012 年 8 月初稿于上海

2018 年 3 月修改稿于新泽西

注　释

1　刊于《中华流行病学杂志》2007 年第 10 期。

2　王丹红,《澳中科学家合作　发明宫颈癌疫苗》,《科学时报》
　2007 年 10 月 22 日。

3　同上。

4　佳达修®4 价疫苗于 2017 年 5 月在中国大陆获批。

5　佳达修®9 价疫苗于 2018 年 5 月在中国大陆获批。

第九章　挑战新世纪的健康威胁
从 2 型糖尿病到西格列汀

1921 年，胰岛素（Insulin）的发现首次从分子水平揭开了糖尿病的秘密，立刻引起了医学界的高度重视，并很快将其广泛应用于糖尿病的治疗。[1] 当时有媒体宣称：糖尿病会很快成为历史。一个世纪即将过去，糖尿病不但没有成为历史，反而不断加速蔓延，严重地威胁着新世纪人类的健康。

2 型糖尿病：新世纪人类健康的严重威胁

2016 年，世界卫生组织（WHO）首次发布了《全球糖尿病报告》（Global Report on Diabetes）。据统计，全球大约有 4.22 亿糖尿病患者。从 1980 年到 2016 年，糖尿病患者人数翻了两番，是原来的 4 倍。在过去 30 年中，糖尿病的发病率逐年上升，与肥胖和体重（指数）超标人群的增加基本同步，中低收入国家的糖尿病发病率增长最快。2012 年，糖尿病是造成 150 万人死亡的直接原因。同年，由于血糖水平高于正常水平，心血管疾病和其他疾病的风险增加，导致另外 220 万人死亡。2018 年，美国糖尿病协会（ADA）发表的文章估计，2017 年美国用于糖尿病治疗的费用总和为 3 270 亿美元，其中直接医疗费用为 2 370 亿美元，生产力降低的损失为 900 亿美元，对诊断为糖尿病的患者护理占医疗保健费用的四分之一，其中有一半的支出可直接归因于糖尿病。在发达国家生活的华人糖尿病的发病率要高于其他人种的水平，已经达到 10%～15%，说明中国人是具有糖尿病易感基因的人群。在中国大陆改革开放以来的 40 年里，随着经济的高速发展，沿海地区的城市化，生活方式和饮食结构的巨大变化，2 型糖尿病的发病率也持续上升，而且发病年龄也不断提前，已经成为严重威胁中国人民身体健康的一种不可忽视的疾病。根据 2010 年发表的统计数据[2]推测，中国大陆目前糖尿病患者约有 9 200 多万，占总人口的 9.7%，与发达国家相似。该项调查还显示，糖尿病的发病率与年龄和体重密切相关。在20～39岁的中国人中，糖尿病的发病率为3.2%，而在60岁以上的老年人中，发病率高达20.4%，平均每五人就有一个糖尿病患者。在体重指数（BMI）超过30的中国人里，糖尿病患者高达18.5%（包括所有年龄组）。尤其值得注意的是，由于医疗条件的限制，中国大陆目前对糖尿病的诊断不到患者人数的一半。换句话说，有一半的糖尿病患者还不知道自己已经患病。如何加强对糖尿病危害的宣传，提高民众对糖尿病的认识，采取有力措施，积极地预防、诊断和治疗糖尿病已经刻不容缓了。

葡萄糖（Glucose）是维系生命，特别是脑细胞活动的基本物质之一，但它同时也是导致糖尿病的根源。人体血液里葡萄糖的含量如果低于正常水平，在医学上被称为低血糖（Hypoglycemia），反之则是高血糖（Hyperglycemia）。低血糖会引起生理功能的紊乱，严重时甚至会危及生命。尽管高血糖不会像低血糖那样立刻对身体和大脑造成直接伤害，但时间一长就会影响血糖调控系统的灵敏度，并逐渐发展成2型糖尿病，损害心血管、肾、眼和神经功能，真是"高了会生病，低了更要命"。所以，人体对血糖具有非常严格和灵敏的调控体系，而胰岛素就是调控血糖最主要的化学物质之一。由于遗传上的缺陷或其他环境因素，极少数人在婴幼儿时期胰脏会发生病变，导致其完全丧失合成与分泌胰岛素的功能而患 1 型糖尿病（又称"儿童糖尿病"）。1 型糖尿病患者必须长期依靠注射胰岛素来实现对血糖的调控。然而，对大多数成年人来说，在老龄化的过程中，参与血糖调控的各个器官的功能都会有不同程度的衰退。其中的一部分人，尤其是那些缺乏锻炼的肥胖症患者对胰岛素的灵敏度会大大地降低，因而不能有效地调控血糖，时间长了就会发展成为 2 型糖尿病，最终导致胰脏合成与分泌胰岛素功能的丧失。2 型糖尿病常见于成年人，早年亦被称为"成人糖尿病"（区别于 1 型的"儿童糖尿病"）。随着近年来食物结构和生活方式的改变，"成人糖尿病"的发病年龄逐渐减小，目前在儿童中也有发现，所以"成人糖尿病"一词已不再被使用。2 型糖尿病属于慢性病，其症状在早期一般不易被察觉，大多是在例行的体检时，通过化验血样和尿样而诊断出来的，所以在医疗条件允许的情况下，定期做体检是很有必要的。

为什么胰岛素的发现没能使糖尿病成为历史？首先，正常人不能通过注射胰岛素来预防糖尿病的发生。胰岛素的使用必须严格遵守医嘱，即使糖尿病患者也只能在餐后或其他高血糖的情况下才能限量注射，使血糖降至正常范围。滥用胰岛素会造成严重的低血糖而危及生命。其次，胰岛素用于治疗糖尿病虽然有效，但无益于病人自身血糖调控系统的修复，所以 1 型糖尿病患者和晚期的 2 型糖尿病患者对胰岛素的依赖是终身的，给日常生活带来诸多不便，其生活质量也会受到严重的影响。所以长期以来，医药界为有效地控制和治疗糖尿病，尤其是 2 型糖尿病，进行了长期不懈的努力，针对血糖调控的各个环节，研发出了许多有效的药物，能够在一定程度上控制糖尿病的恶化。但是，这些药物都不是很理想，它们都有各自的副作用，比如磺胺酰脲类药物，如果使用不当会造成低血糖，有一定的危险性。双胍类药物有胃肠道反应的副作用，格列酮类的药物则有可能引起水肿，体重增加，还有可能增加心血管病的风险，等等。所以研发安全有效的糖尿病新药目前仍旧是医药界所面临的一个重大课题。2006 年，美国的默沙东制药公司推出了第一个格列汀（-gliptin）类新药——西格列汀[3]（Sitagliptin，商用名是捷诺维 [Januvia]），为有效地控制高血糖、减缓糖尿病病程发展和预防心血管及其他并发症的发生提供了全新的途径，给全

141

球的糖尿病患者带来了福音和新的希望。

肠促胰岛激素：血糖调控中举足轻重的"信使"

我们知道血糖主要是由胰岛素来调控的，那么胰岛素又是由什么来调控的呢？研究结果表明，有一类胃肠道激素对调控胰岛素有很重要的作用，称为"肠促胰岛激素"（Incretin），它们通过调控胰岛素的合成与分泌而对血糖起作用。这些多肽类的激素在进食后几分钟之内就会被释放出来，进入血液中，通过与它们各自受体的结合而促进胰岛素的合成和分泌，降低胰高血糖素（Glucagon）的释放。根据实验结果推测，餐后所释放出来的胰岛素至少有一半可归结为肠促胰岛激素的效应。如果说葡萄糖本身是胰岛素合成和分泌的"信号源"，那么肠促胰岛激素就是"信使"。2型糖尿病患者的肠促胰岛激素的效应大大弱于正常人的水平，没有了"信使"，信号传不出去，胰岛素的合成和分泌就会有问题。反过来，在没有了血糖上升这个"信号"的时候，信使是不工作的，所以肠促胰岛激素只有在进食后的高血糖期时才会引发胰岛素分泌，低血糖时则无作用，从理论上讲是不会引起低血糖的。上述这些发现为治疗 2 型糖尿病开辟了一条以调控肠促胰岛激素为基础的新途径，在 20 世纪 90 年代引起了学术界和医药界的广泛关注，并且在肠促胰岛激素及其类似物对 2 型糖尿病治疗的临床应用方面取得了突破性进展。

肠促胰岛激素能在相当程度上调控胰岛素的合成和分泌，那么它们本身在体内又是如何被调控的呢？正常人进食后血液中肠促胰岛激素的含量会迅速上升，但它们的作用是短暂的，体内循环中的肠促胰岛激素不能维持在这个高水平上，它们在多肽酶的作用下会很快被降解并丧失活性，其中最主要的降解酶是二肽酰肽酶-4（Dipeptidyl peptidase-4，简称DPP-4）。实验结果表明，由静脉或皮下注入的肠促胰岛激素会在 1～3 分钟内完全被二肽酰肽酶-4 降解并丧失促进胰岛素分泌的活性。由此不难设想，如果能提高肠促胰岛激素在体内的稳定性，把肠促胰岛激素效应维持在较高的水平，那么合成和分泌胰岛素的"信号"就会被传递出去，血糖调控就会得到改善。要想提高肠促胰岛激素在体内的稳定性，当然首先是对肠促胰岛激素本身进行修饰，同时在剂型上做文章，这些努力很快就在临床研究中取得了成效。[4] 但是，肠促胰岛激素是多肽类激素，口服的生物利用度（有效性）很低。

经过修饰的肠促胰岛激素口服后还是不能在胃肠道中被吸收，仍须采用注射的方式，这样就会产生较高的成本，也给用药的患者带来了诸多不便。另一种提高肠促胰岛激素在体内稳定性的渠道是抑制二肽酰肽酶-4 的活性，从而减缓肠促胰岛激素的降解。如果能有效地抑制二肽酰肽酶-4 的活性，就应该可以（间接地）提高肠促胰岛激素的稳定性，恢复 2 型糖尿病患者的肠促胰岛激素效应，增加胰岛素的分泌，降低胰高糖素释放，从而达到控制血糖的效果。在动物模型试验中，我们发现长期使用二肽酰肽酶-4 的抑制剂还有可能减缓甚至逆转胰岛 β-细胞[5] 功能的衰变，为从根本上长期地控制 2 型糖尿病的恶化提供了可能，成为 20 世纪 90 年代糖尿病新药研发的热点。

二肽酰肽酶-4：治疗 2 型糖尿病的新 "靶点"

自 20 世纪 90 年代后半期开始，全球各大制药公司先后投入了二肽酰肽酶-4 抑制剂的研发，并取得了实质性的进展。从 1999 年诺华制药公布的一期临床试验结果看，健康志愿者一次服药后无明显副作用，血浆中活性肠促胰岛激素的含量有所增加，用餐或直接口服葡萄糖后，血糖的升高幅度也有明显降低，与先前完成的动物实验结果类似。从诺华在 2002 年公布的二期临床试验的初步结果看，服用二肽酰肽酶-4 抑制剂后，病人用餐或直接口服葡萄糖后的血糖升高幅度、空腹的血糖水平和 24 小时的血糖水平，与服用安慰剂的对照组相比，都有了明显下降，首次提供了小分子二肽酰肽酶-4 抑制剂用于 2 型糖尿病治疗的直接证据。不过，因为在同时进行的动物实验中发现了多器官毒性，这项实验药物的临床试验不得不终止，该项目的可行性也必须重新评估。

这是一个难得的契机，因为二肽酰肽酶-4 抑制剂的有效性已经在临床试验中得到了证实。于是各大制药公司和生物技术公司在二肽酰肽酶-4 抑制剂的研发领域里争先恐后，竞争之激烈前所未有。同时，这也是极具挑战性的，能否最终研发出能成为上市药物的关键是要找出引起动物实验中发现的毒副作用的根源，分析清楚那些毒副作用是否与二肽酰肽酶-4 被抑制有关。哪一家制药公司能在二肽酰肽酶-4 抑制剂研发的竞争中脱颖而出呢？

2000 年前后，默沙东实验室将二肽酰肽酶-4 抑制剂的研发列为重点项目，投入了大量人力物力，组成了相当规模的多学科综合性科研团队。当时团队里有好几位资深华裔科学骨干，他们在药物化学、前期筛选、体外及体内生物学等方面独当一面，为二肽酰肽酶-4抑制剂研发项目的进展做出了重要贡献。根据已知的临床及毒性研究结果，默沙东的团队敏锐地抓住了药物化学研究中一个偶然的发现，通过一系列开创性的动物实验确立了二肽酰肽酶-4抑制剂研发过程中化合物选择性与毒性的关联。这一重要发现为默沙东制药在二肽酰肽酶-4抑制剂的研发中后来居上奠定了基础。很快，默沙东的团队建立了有针对性的反筛选（Counter screen），在先导化合物的优化过程中，将寻找高选择性的新型化合物作为主攻方向。因为有了明确的目标，整个团队齐心协力，仅用了一年多的时间就合成出了高效、高选择性的二肽酰肽酶-4抑制剂，也就是后来的西格列汀。通过毒理和安全评估之后，西格列汀很快也进入了临床试验。

为了确立默沙东在二肽酰肽酶-4抑制剂研发项目上的领先地位，公司决定投入更多的资源，并在二期临床试验中创造性地采取了多项试验齐头并进的策略，志在必得。二期临床是新药研发承上启下的关键步骤，它一方面要继续临床一期的安全评估，另一方面要确立试验药物的有效性，为临床三期的大规模试验提供剂量选择等依据。大多数临床试验的失败就发生在二期，所以一般总是按顺序一项一项地做，完成一项再做下一项，从安评到临床二期结束一般需要花 4～4.5 年时间。默沙东的多项平行二期试验是一个非常大胆的尝试，有相当大的风险。只要其中有一项临床试验失败，整个项目就要下马，那么对同时进行的其他临床项目的投入就全都打了水漂。对于西格列汀全面细致的临床前研究给了默沙东实验室的项目团队足够的信心去做这个大胆的尝试，结果只花了 2.25 年时间就完成了所有二期临床的项目，创下了历史新纪录，为西格列汀早日上市赢得了宝贵的时间。

高效催化：引领工艺化学新潮流

为西格列汀早日上市赢得宝贵时间的还有默沙东的工艺化学（Process chemistry）部门。

工艺化学的研究和开发是制药产业链中容易被业外人士所忽略的环节，因为在药物的早期研发阶段，工艺化学部门一般是不怎么参与的，除非药物化学部门在化合物合成上遇到了很大的困难，或者是大量需要某个中间体。只有当药物化学部门评选出了临床候选药物，开始进行安全评估，为临床试验做准备的时候，工艺化学的研发才正式开始。

做什么事都要讲效率，药物合成当然也要讲效率。如何才能做到药物合成的高效率呢？20世纪90年代初，美国斯坦福大学著名化学教授巴里·特罗斯特（Barry Trost）提出了化学反应的"原子经济学"理论，对不同化学反应的投入和产出做了系统的量化分析，他指出"高效率的催化反应是提高原子经济最行之有效的方法"，给工艺化学的发展指明了方向。

当时的学术界在新型催化反应方面的基础研究非常活跃，有很多新的突破，但是，如何及时地把这些基础研究的新成果转化为实用的化学工艺，成了当时的瓶颈。2002年，为了突破这个瓶颈，默沙东实验室专门组建了催化实验室，尝试将催化领域的最新研究成果应用到化学工艺中去。

所谓"催化反应"是指由催化剂引发的化学反应。催化剂本身不参与反应，但是它可以成千上万倍（甚至上百万倍）地加快某个化学反应的速度，而且需要的量可以很少，非常符合原子经济学的理论，业界很多人士都意识到，现代催化反应将在化学工艺中发挥越来越重要的作用。

新成立的默沙东催化实验室以不对称催化氢化技术为突破口，开发了制药界第一个高度自动化的催化剂平行筛选系统，为充分发掘这项新技术在药物合成中的潜力奠定了基础。在 2000 年初，尽管不对称氢化基础研究取得了重大进展，比如 2001 年野依良治（Ryoji Noyori）和威廉·诺尔斯（William Knowles）就因为在不对称氢化领域取得了突破性成就而获得诺贝尔化学奖，但是不对称催化氢化在原料药生产中的应用却非常有限。常规的化学工艺技术，如手性源、手性辅基和拆分技术，仍旧占据主导地位，西格列汀的第一代化学合成，采用的就是手性辅基技术。

工艺部门正式接手之后，马上就换掉了常规的低效率的手性辅基技术，引入了野依良治的手性催化氢化反应，大大提高了效率。但是，西格列汀的整个工艺流程还是不够理想，好几个反应试剂的价格很贵，原子经济的效率也不高，还有很大的提升空间。工艺团队决定采用最新的手性催化技术，在没有保护基的情况下氢化还原，直接合成西格列汀。

这是一个十分大胆的决定。鉴于西格列汀项目的时间紧迫，新成立的默克催化实验室加入了工艺研发团队，协同努力，在自动化的平行催化剂筛选平台上，一遍又一遍地筛选新型的催化剂，终于找到了可以直接不对称氢化还原烯胺的高效催化剂，在很短的时间内，把一个没有先例的不对称催化反应优化到了稳定的、可以放大的生产工艺。这个突破不仅开创了不对称催化氢化在化学工艺上的先河，也解决了不对称氢化领域基础研究的一个重要课题，获得学术界的高度赞誉。

从生产成本和收益上看，默沙东的西格列汀新工艺可以回收超过95%的贵金属铑催化剂，降低了成本；同时新工艺只有三个步骤，总体收益增加了近50%。做个最简单的估算：生产1吨原料药，如果改进工艺后产率增加了1%，就可以多得到10公斤原料药，按照每片100毫克计算，这10公斤原料药可制成10万片捷诺维药片，如果每片的价格是10美元，10万片就是100万美元。这只是增加1%的产率给公司带来的经济效益，已经不容忽视，那么增加50%就相当可观了。

再来看看新工艺对环境的影响。在使用不对称催化氢化之前，默沙东的第一代生产工艺已经代表了当时的世界先进水平，但是每生产1公斤西格列汀原料药，就会产生275公斤工业废料和75立方米的工业废水。以不对称催化氢化为核心的第二代生产工艺把生产西格列汀原料药产生的工业废料降低了 80%，同时把成本降低了 70%。同样生产 1 公斤西格列汀原料药，新工艺只产生 44 公斤工业废料，而工业废水则下降为 0。每生产 1 吨西格列汀原料药，我们的地球上就少了 231 吨工业废料和 7.5 万立方米废水。

美国环境保护总署（EPA）在给默沙东工艺部颁发 2006 年度"总统绿色化学挑战奖"时预计：在捷诺维的整个生命周期中，默沙东将减少 15 万吨甚至更多的工业废料，以及 5 000 多万立方米工业废水的产生。

我们居住的星球上少了一座垃圾山，少了一个废水湖！

西格列汀：默沙东原创的获奖新药

2006 年 10 月，FDA 正式批准由美国默沙东制药公司研发的第一种列汀类药物西格列汀作为新药上市，为 2 型糖尿病的治疗提供了一个安全、有效的全新手段，可谓"双喜临门"。全公司上下为之振奋，西格列汀团队的科研人员更是击掌相庆，因为大家的共同努力，2 型糖尿病的治疗从此进入了一个新的阶段。

由于西格列汀没有诱发低血糖的危险，并具有副作用少，不增加体重和用药方便等优点，患者服药后的反馈也很好，所以上市之后很快得到了病人和医生的肯定，处方量直线上升，成为上市后销售额增长最快的新药之一，也是当时历史上年销售额突破 10 亿美元最快的新药。

西格列汀的巨大成功也获得了医药科技界同仁的广泛赞誉，各种奖项接踵而至，其中最值得一提的是 2007 年度的"爱迪生奖"和"盖伦奖"。爱迪生奖是美国发明领域里的大奖，用以表彰对美国社会和经济做出重要贡献的创新和发明。西格列汀的发明专利不但给 2 型糖尿病患者带来了新的希望，而且在医药经济领域中举足轻重，获得爱迪生奖乃是众望所归。而同年 10 月被授予的盖伦奖也得到了媒体的高度关注。盖伦奖由法国药剂师罗兰·梅尔（Roland Mehl）于 1969 年创立，在国际上有很高的声望，被誉为制药界的"诺贝尔奖"。2007 年盖伦奖首次在美国颁发，西格列汀（捷诺维）获此殊荣，成为默沙东历史上的重要事件。就像医药领域里的所有科学成就一样，真正的赢家是成千上万的糖尿病患者。

为了更好地帮助糖尿病患者控制血糖，默沙东制药在西格列汀上市前就开始了复方制剂的研发，以期获得与其他糖尿病药物的互补和增效。长期以来,二甲双胍一直是 2 型糖尿病治疗的首选药物,但它除了前面提到的胃肠道副作用之外,长期服用的疗效并不是很理想。而西格列汀在动物实验中能减缓甚至逆转胰脏功能的衰变,有可能长期有效地控制 2 型糖尿病的发展,所以将二者结合在一起使用应该是顺理成章的。经过临床验证之后,西格列汀和二甲双胍固定剂量的复方制剂(商品名"捷诺达"[Janumet])于 2007 年 4 月在美国和欧盟上市,目前已经在 50 多个国家被批准使用。

2009 年,中国批准西格列汀用于配合饮食控制和运动,改善 2 型糖尿病患者血糖控制的单药治疗。西格列汀和二甲双胍固定剂量的复方制剂捷诺达于 2013 年初开始进入中国,为中国的糖尿病患者提供一种新的治疗选择。2017 年,西格列汀终于进入了中国的《国家基本医疗保险、工伤保险和生育保险药品目录》,可以为更多的 2 型糖尿病患者提供治疗。

精益求精:再获美国总统绿色化学挑战奖

2012 年,捷诺维与捷诺达的联合年度销售达到了 57 亿美元,在列汀类药物里遥遥领先。销售量的不断提高意味着这两个创新药物的原料药（西格列汀）的产量也在不断提高，对生产的化学工艺的要求也达到了新的高度。

默沙东工艺部门在2006年获得了总统绿色化学挑战奖之后，并没有故步自封，而是预计到了捷诺维上市之后生产部门的需求，又开始了更新一代的工艺开发。

他们认真剖析了这个获奖的工艺流程，觉得该方法具有一些固有的缺点，比如关键的催化氢化反应，不对称选择性只能达到95%，不能满足要求，必须经过一个游离碱的重结晶步骤，才能达到符合要求的99.7%。另外，催化氢化反应必须在高压（15～20个大气压）下进行，需要造价昂贵的专门设备；回收贵金属铑催化剂以及清除产物中残留的痕量金属铑，也都需要增加操作步骤，提高成本。于是他们决定，放弃贵金属催化剂，寻找更高效、更安全易行的催化步骤，他们想到了酶催化。

前面说过，一个高效率的合成工艺的反应步骤都很少，因此减少合成时产生的废料的潜力就大，而如何巧妙地应用催化步骤常常是高效率合成路线的核心。一个高效率合成的可行性往往取决于其中一个关键的催化反应。假如这个催化反应可行的话，合成路线的步骤就可以大大缩短，因此催化反应的可行性就成了探索高效率合成路线的主攻方向，它的成败决定整个合成路线的命运。

默沙东与专攻酶催化的小公司 Codexis 合作，试图开发高效的转氨酶，通过将前体酮直接转化成所需的手性胺来改进西格列汀的制造工艺，但是最初的几轮对已知转氨酶的筛选未能鉴定出它们对西格列汀酮具有任何可检测的转氨活性。通过计算机模拟，联合工艺团队用模型底物进行试验，然后逐步靠近真实的底物，最终找到了一个对西格列汀酮有一点点活性的转氨酶，转化率才 0.5%！

见证奇迹的时刻开始了。如果说人类的抗生素与细菌耐药性的"军备竞赛"是演绎进化论的活剧，[6] 那么人工指导下随机变异的转氨酶优化则是进化论在我们眼皮底下的"快速演示"。

以这个转化率仅 0.5% 的原始转氨酶为起点，用定位突变技术 [7] 对这个转氨酶的活性中心的氨基酸残基进行随机的人工变异，然后筛选出转化率最好的突变酶，完成一个轮次的"进化"。第二轮就以这个突变酶为起点，做活性中心氨基酸的随机变异，再做筛选。经过 11 个轮次的人工随机变异和筛选，"进化"之后的最佳转氨酶的催化效率提高了 2.5 万倍，转化率达到了工艺要求的 95% 以上。更重要的是，这个催化过程的不对称选择性的比率始终保持在 99.9% 以上,根本检测不到另一个对映体。

　　新的转氨酶催化工艺取代了贵金属催化氢化的途径,简化的操作过程不再需要耐高压的设备、金属(铑和铁)试剂以及消耗资源的手性纯化步骤。新工艺将现有设备的生产力提高了 56%,总产率提高了 10%~13%,整体废物产生量又减少了 19%。

　　再一次,西格列汀的工艺化学团队当之无愧地获得了 2010 年度的"总统绿色化学挑战奖"。

　　从西格列汀的研发过程我们可以看到,新药的研发是与基础科学的发展密切相关的。20 世纪 90 年代对于肠促胰岛激素及其降解的研究成果,直接促使了 21 世纪初肠促胰岛激素类似物和二肽酰肽酶-4 的抑制剂这两大类 2 型糖尿病新药的发现。因此,我们也深信,对于糖尿病基础研究的进一步深化将给新一代降血糖药物的研发提供新的目标,制药公司也应该在新一代糖尿病药物的研发上有新的突破。

2012 年 12 月初稿于新泽西

2017 年 11 月修改稿于新泽西

注　释

1　发现胰岛素的科学家弗雷德里克·格兰特·班廷（Frederick Grant Banting）爵士和约翰·詹姆斯·理查德·麦克劳德（John James Richard MacLeod）于 1923 年获得诺贝尔生理学或医学奖。同年，美国的礼莱制药也开始了用于糖尿病治疗的胰岛素的工业化生产。

2　Yang, W., Lu, J., Weng, J., et al. (2010) Prevalence of Diabetes among Men and Women in China. *New England Journal of Medicine*, 362: 1090–1101.

3　有关西药的命名，详见本书第七章《"是药三分毒"的背后》。

4　第一个肠促胰岛激素的类似物于 2005 年 4 月在美国批准上市，作为注射制剂治疗 2 型糖尿病。

5　胰岛 β-细胞是胰脏中合成与分泌胰岛素的细胞，糖尿病患者的 β-细胞功能会有不同程度的衰竭，而恢复 β-细胞的功能则是治愈糖尿病的关键之一。

6　详见本书第二章《人类与细菌的"军备竞赛"》。

7　详见本书第五章《从后继专利药到更优专利药》。

第十章　默沙东的中国缘

从乙肝疫苗技术转让到丙肝药物共同研发

改革开放这40年，中国经济腾飞，国民的购买力激增，老百姓的医药经历了从"赤脚医生"时代到竞相使用各类进口新药的巨大转变，中国的医药市场也随之成为各大跨国制药企业的必争之地。长期以来一直走在新药研发前列的默沙东制药虽然不像有些跨国公司那么高调，但是它通过有竞争力的原创新药稳步进入了中国市场。

其实，早在20世纪80年代末期，默沙东就在各大制药公司之前，率先进入了中国市场，和中国结下了不解之缘，为改善中国人民的健康状况做出了不可估量的重要贡献。如果你是"90后"，你的血液里十有八九带着因接种默沙东的基因重组乙肝疫苗而产生的抗体。

疫　苗

　　天花和牛痘的故事妇孺皆知，英文"疫苗"（Vaccine）一词的来源就是拉丁文的"牛痘"（Vaccinia）。疫苗技术的问世，是人类医疗史上的一个重要里程碑。18世纪肆虐一时，夺去了很多人生命的天花病毒，因牛痘的广泛接种已经彻底成为历史。

　　从20世纪60年代起，默沙东制药在著名微生物专家莫里斯·希勒曼（Maurice Hilleman）博士的领导下，研发和生产了多种疫苗，包括针对麻疹、水痘、腮腺炎、脑膜炎的疫苗，其中最出名的MMR联合疫苗在全球范围内得到极其广泛的使用，为希勒曼博士赢得了"现代疫苗之父"的美誉。1963年，希勒曼博士的女儿不幸患腮腺炎，他及时地从自己女儿的病灶上获取了病毒样品，研发出了首个腮腺炎疫苗，一直沿用至今，使世界各地的孩子们免受腮腺炎的病痛，成为医药界的美谈。

　　但是，疫苗的研发和生产与小分子化学药物以及生物药相比，利润率要低很多。原因之一是，疫苗非常高效，打一针即可获得终身免疫的疫苗就有不少，大多数只需两三次注射，或是每 10 年追加一次。这与每天服用的降血压、降血糖、降胆固醇等小分子药物有很大的区别，市场小很多。另外，每一项医疗技术都有一定的风险，疫苗技术也不例外，少数人接种后会有副作用，其中包括近年来许多有争议的媒体报道，比如过度注射疫苗会造成儿童的自闭症，尽管这些报道没有可靠的科学依据，但还是给创新疫苗的研发增加了很大的压力。从 20 世纪 70 年代开始，一些大制药公司逐步削减，甚至完全停止了对疫苗研发的投入，转向利润更高的慢性病药物的研发。面对这样的压力，默沙东坚持两条腿走路，在大规模投入慢性病药物研发的同时，丝毫没有放松疫苗的研发和生产，并在 70 年代末期成功地研制出了第一代乙肝疫苗（Heptavax）。

澳 抗

"澳抗"在中国大陆曾经是一个很流行的术语，但是很多人并不知道它的出典和真正的含义。因为这个术语早已完成了它的历史使命，不再被使用，所以年轻人也听不到了。但是"澳抗"对乙肝病毒的发现曾经起到了突破性的作用。

第二次世界大战之后，英国肝病医生麦考伦（F. O. MacCallum）注意到肝炎有两种不同的传染方式，他把主要通过食物和被微量粪便污染的水源传播的肝炎定义为"甲型肝炎"（Hepatitis A），而把主要通过暴露于被污染的血液制品而传播的肝炎定义为"乙型肝炎"（Hepatitis B）。

从那以后，许多发达国家寻找肝炎感染源的研究工作持续了十几年，但是进展十分缓慢。直到1966年，一个意外的发现使得美国国立健康研究院（National Institute of Health，简称NIH）的研究员巴鲁克·布隆伯格（Baruch Blumberg）找到了乙肝病毒。

当时，布隆伯格博士在NIH研究血液蛋白的多样性与传染性疾病之间的关联，他收集了来自世界各地不同人群的血液样本，其中包括很多血友病患者和白血病患者的血清样本，这些患者在治疗时都接受过多次输血，血液蛋白的多样性较高。布隆伯格与输血医学部传染病学研究组组长哈维·阿尔特（Harvey Alter）合作，用一种被称为琼脂凝胶扩散的实验技术，试图依赖于免疫系统对新型血液蛋白质的抗原与抗体相互作用的能力进行研究。

1963 年，经过数月的实验，布隆伯格与阿尔特发现，一位来自纽约的血友病患者的血清样品与来自地球另一边的一名澳大利亚原住民的血清样品发生了交叉反应。通俗地讲，这名澳大利亚原住民和这位纽约的血友病患者的血液中存在着同一种抗原（蛋白质）。因为输血患者的血液对其他血清的反应频率一般都是很高的，表明患者通过输血接触了许多常见的抗原，所以从这一发现本身并不能直接得出任何明确的结论。但是在用这个澳大利亚原住民的血清进行的特定实验中，24 名血友病患者血清中只有一名与其发生反应，这就很不一样了，因为它意味着这很可能是一种单一和很少见的抗原引起的交叉反应。由于它很少发生，所以不太可能是人类血液遗传变异引起的抗原，更有可能来自一种病原微生物，他们把这个来自澳大利亚人的神秘抗原称为"澳大利亚抗原"（Australian antigen，简称"澳抗"）。

如果是病原体，那么患者感染前后会经过由阴性到阳性的转变。1966 年，布隆伯格的研究团队发现了一名患唐氏综合征的男孩，在第一次测试时，他的澳抗显阴性，但是几个月后，这个男孩得了乙型肝炎，再次琼脂凝胶扩散试验显示，他的血清澳抗变成了阳性，这表明澳抗与遗传性血液蛋白的多样性无关，很有可能与乙肝有关。基于这个假设，布隆伯格的研究团队发现肝炎患者的澳抗检测阳性率远远高于没有患肝炎的健康人。没多久，布隆伯格研究团队的一个技术人员开始感到不舒服，她测试了自己的血清是否存在澳抗，发现是阳性的。后来她果然患上了肝炎，成为被澳抗检测出的第一个乙肝患者。很快，澳抗就被确认为乙肝病毒的表面抗原（Hepatitis B surface antigen，简称 HBsAg），成了乙肝病毒的标准检测方法，布隆伯格还提出了以 HBsAg 为基础研发乙肝疫苗的设想，并申请了发明专利。

1976 年，布隆伯格凭借"澳抗"研究成果获得诺贝尔生理学或医学奖。2011 年布隆伯格突发心脏病去世，享年 85岁。为了纪念这位乙肝病毒表面抗原的发现者，世界卫生组织选定布隆伯格的生日——7 月 28 日——作为世界肝炎日。

乙 肝

这是一种由乙型肝炎病毒（Hepatitis B virus，简称HBV）感染引起的疾病，主要在中国及其他一些亚洲国家中流行，在许多发展中国家是造成死亡人数最高的疾病。乙肝主要通过与携带病毒的人的血液和其他体液的接触传染，其病毒通过皮肤上的小伤口或者黏膜进入体内，危险因素包括：没有保护的性生活、重复使用的注射针头、接触未经检验的血液制品、牙科治疗和其他医学手术（包括美容手术［刺青、穿孔等］）。日常生活中容易造成伤口的物件，比如剃须刀、指甲刀等，也有可能传染乙型肝炎，但并不是主要的传染途径。携带病毒的母亲在生育时感染给新生儿是最常见的传染途径之一。

乙肝和甲肝不同，不是消化道传染病。也就是说，含有甲肝病毒的食物和水，进入没有破损的消化道仍可引起传染，而含有乙肝病毒的食物和水只能通过消化道上的黏膜创口传染。然而，人们普遍误以为乙肝可以通过消化道传染，因而时有歧视乙肝病人的现象发生，值得有关方面的注意。另外，值得庆幸的是，蚊子不能传播乙肝、丙肝和艾滋病毒。

根据定义，病人的肝脏感染炎症以及血液内病毒阳性存在时间超过 6 个月，就是慢性肝炎。被感染的人年龄越低，乙型肝炎慢性的可能性就越高，刚出生的婴儿被感染后慢性的可能性超过 90%，4 岁的幼儿被感染后慢性的可能性为 50%。乙肝病毒的慢性感染经常会发展成肝硬化、肝细胞坏死、肝功能衰竭或肝癌，死亡率很高。根据 1992 年世界卫生组织的流行病学调查，中国乙肝患者人数估计为 1.2 亿，占全球乙肝患者总人数的三分之一，是损害中国人民健康的"首恶"。

基于布隆伯格的技术专利而研发成功的默沙东第一代乙肝疫苗给所有可能受乙肝病毒感染的人群带来了新的希望。然而，好事多磨，正当默沙东准备将乙肝疫苗投放市场的时候，艾滋病被发现了[1]，给乙肝疫苗蒙上了阴影。因为乙肝疫苗 Heptavax 的生产要用到从乙肝病人的血浆中提取的微粒，在当时还不了解艾滋病起因的情况下，很多医生和病人都怀疑血浆制品的安全性，因为乙肝的高发人群也是艾滋病的高发人群。尽管默沙东乙肝疫苗生产的纯化过程经过 FDA 的严格认证，可以确保疫苗制剂中不含有任何活性的病毒，但人们内心对血浆制品的恐慌依然不能彻底消除。

在人们翘首以待的默沙东乙肝疫苗眼看就要夭折时，20世纪 70 年代兴起的基因重组技术让它在科学家们的手里起死回生，成为默沙东制药史上又一个重要的创新产品。

基因重组

在 20 世纪 70 年代之前，所有疫苗都是通过以下三种方式之一制成的。第一种方法是用已被杀死的全病毒或细菌制备的，第二种方法是由病原微生物的弱化菌株制成的，作为疫苗注射时会引起轻微症状，但可保护接种者免受更严重的野生菌株的侵害。第三种方法是用整个病毒制成疫苗，这种病毒本身并不引起疾病，但却与引起疾病的病毒密切相关。基因重组技术（又称 DNA 重组技术）给疫苗的研发提供了一条全新的途径，因为它不含有任何原始病毒提取物。科学家们可以将已知的乙肝病毒基因植入一个安全的、不致病的微生物中，比如大肠杆菌（E. Coli），或者食用酵母菌（Baker's yeast），再由它们来表达乙肝病毒的表面抗原。

基因重组是 70 年代初期发展成型的现代分子生物学的标志性技术之一。生物技术人员可以用限制性核酸内切酶（Restriction endonuclease）在 DNA 双螺旋的两条链上各产生一个切口，但是不破坏核苷酸与碱基的结构。由于被切开的 DNA 片段可以被另一种 DNA 连接酶（Ligase）重新拟合，所以链状或是环形的 DNA 双螺旋可以被人为地剪裁、重组和拼

接。科学家可以将含有特殊基因序列的 DNA 片段植入载体的
DNA 里，形成重组的基因，然后通过活细胞表达这个重组的基
因。约翰霍普金斯大学的丹尼尔·纳森斯（Daniel Nathans）、
汉密尔顿·史密斯（Hamilton Smith）与加州大学伯克利分校
的维尔纳·亚伯（Werner Arber）因为限制性核酸内切酶的发
现及研究，共同获得了 1978 年的诺贝尔生理学或医学奖。

　　基因重组在当时是生物技术最尖端的领域，超出了默沙
东的技术能力。于是，默沙东分别与加州大学旧金山分校、
西雅图华盛顿大学的教授们合作，成功地在大肠杆菌和酵母
菌里表达出了乙肝病毒的表面抗原。其中大肠杆菌所表达的
抗原与天然乙肝病毒有一点区别，而酵母菌所表达的抗原却
没有区别，而且还引起了科学家们所希望看见的免疫反应，
可以用于疫苗的研发。又经过了几年坚持不懈的努力，在学
术界的密切合作下，默沙东终于将世界上第一个高效的基因
重组乙肝疫苗（Recombivax HB）成功投放市场。

技术转让

　　默沙东制药公司前总裁乔治·默克先生说过："仅仅发明

一种新药，并非已经大功告成。我们还要探索有效途径，使默沙东的最佳科技成果能造福于全人类。"[2]基因重组乙肝疫苗在美国的应用很快就从高危人群扩展到了新生儿，非常成功。但是无论从人类健康的大目标还是商业角度看，乙肝疫苗的主要市场在亚洲，尤其是中国大陆。

1979 年，中美建立了正式的外交关系。1982 年，在香港地区召开的乙肝国际会议上，"现代疫苗之父"希勒曼博士与中国代表团进行了接触，并邀请中国专家访问默沙东。当时，中国科学家也在研发乙肝疫苗，但由于当时中国的医药工业水平还很落后，根本无法实现大规模工业化生产，急需引进世界最先进的乙肝疫苗生产技术。因此，他们接受了希勒曼博士的邀请。1984 年，中国卫生部组团访问默沙东，开始了与默沙东就引进基因重组乙肝疫苗的谈判。

现在的年轻人也许很难想象，当时中美两国的差距有多大。默沙东希望向中国出口乙肝疫苗，但是 3 次注射共 100 美元的价格，当时中国的老百姓根本用不起。默沙东希望通过在中国建厂生产乙肝疫苗来降低成本和价格，但是中国政府坚持必须转让技术。随后进行的技术转让谈判因双方期望值差距太大而无法达成协议，因为当时的中国大陆在很大程度上还处于与国际接轨的转型过程中，医药工业的技术水准也远远落后。

研发和生产疫苗本来已经是一项相对低回报的投入，面对中国这一最大的乙肝疫苗市场，默沙东却无能为力。但是，默沙东没有因此放弃，而是继续探寻为世界上最大的乙肝高危人群提供免疫的有效途径，更何况乙肝病毒对整个人类的威胁仍在蔓延。又一次，在大众健康和公司利润不能两全的情况下，默沙东把目光投向了未来，为有效遏制乙肝病毒的传播，时任总裁罗伊·瓦杰洛斯博士毅然决定以一次性的成本价格，向中国转让当时世界领先的基因重组乙肝疫苗技术，为中国人民的健康送上了一份大礼。

1989 年，技术引进合同签订之后，北京和深圳两地分别派出了各自的技术团队到宾夕法尼亚州西点镇默沙东的疫苗研发基地接受培训。在当时的情况下，一切从零开始，在中国直接搭建大规模的基因重组疫苗生产线难度很大，所以中国的团队在西点购买了所需的仪器设备，在默沙东专业人员的指导下先就地搭建临时的生产线。经过调试运行，生产出合格的疫苗样品之后，再拆散装箱，分别运回北京和深圳。默沙东的技术人员又赶赴两地，指导生产线的重新组装和调试，直至稳定运行。在整个过程中，默沙东为这个项目的付出远远超出了合同定的价位。

1994年，第一支由默沙东研发的基因重组乙肝疫苗在北京下线。2014年是乙肝疫苗在中国生产20周年纪念，85岁高龄的瓦杰洛斯博士已退休多年，他再次访问北京，兴高采烈地参加了庆祝活动。

健康无价

世界上有许多东西是无法用金钱来计算的。

这两套当时最先进的基因重组疫苗生产线具有每年2000万支乙型肝炎预防针剂的生产能力，超过全中国每年新生儿的总数。[3]据2006年中国乙肝血清流行病学调查统计，除了极少数偏远地区之外，目前中国新生儿乙肝疫苗的接种率已经超过95%，其中10岁以下青少年乙肝阳性的比例从1992年的11%下降到了2006年的2%，5岁以下幼儿的乙肝流行率已降至1%以下。中国卫生部疾病预防控制局2011年8月发布的数据显示：1992—2010年这18年间，由于乙肝疫苗免疫接种，中国乙肝病毒感染者减少约8000万人，儿童乙肝表面抗原携带者减少近1 900万人，这对于提高整个中华民族健康水平的贡献是无法估量的。

渊　源

默沙东与中国人的渊源，可以追溯到更早的20世纪40年代。在有机化学中，许多重要的化学反应都是以发明人的名字命名的，然而在许多正式的"人名反应"中，以中国人名字命名的反应到目前为止只有一个，即"黄鸣龙还原法"，全称为"Wolff-Kishner-Huang Minlon Reduction"，这是中国有机化学泰斗黄鸣龙先生20世纪40年代后期在哈佛大学化学系做访问学者时发现的。[4]

离开哈佛大学化学系后，黄鸣龙先生加入了默沙东，从事肾上腺皮质激素人工合成的研究，成为默沙东最早的华裔科学家之一。1952年10月，黄先生辞去了默沙东的工作，携妻女以及一些简单的化学仪器，经过许多周折和风险，绕道欧洲回到了祖国。黄先生回国后，先后任军事医学科学院化学系主任、中国科学院上海有机化学研究所研究员，继续从事甾体激素的合成研究和甾体植物资源的调查。1956年，黄鸣龙先生领导的研究团队成功地以国产薯蓣皂苷元为原料合成出了可的松（Cortisone），并协助工业部门很快投入了生产，填补了国内的空白，获 1959 年国家创造发明奖，也使中国的甾体激素药物从进口转为出口。

黄先生离开默沙东之后不久，沈宗瀛（T. Y. Shen）博士加入默沙东实验室，开始了历时 30 年的新药研发生涯。在 20 世纪 60 年代，沈博士与许多化学及生物学同事共同合作，特别注重抗炎镇痛类药物的研究与开发，并在 1961 年成功地发现了一个创新的非甾体消炎药——吲哚美辛（Indomethacin，在中国被称为"消炎痛"）。1965 年，吲哚美辛获 FDA 批准投放美国市场，很快成为应用广泛的抗关节炎药，而且成了消炎药领域的一个标准参照药物，帮助许多实验室去发展下一代相类似的非甾体消炎药。同时，吲哚美辛也作为一个重要的科学研究工具被用于研究炎症过程的病理。在过去 30 年出版的生物医学文献中，有 3 万多篇科研报告与吲哚美辛相关。由于在吲哚美辛研发中的突出贡献，沈宗瀛博士在 1975 年晋升为默沙东实验室副总裁，主管细胞膜及关节炎的探索研究，并开始了与中国大陆的交流合作。

几十年之后的今天，默沙东制药与中国同行的合作已经发展到了前所未有的规模。千禧年过后，默沙东实验室与以药明康德为首的多家医药和生物技术平台公司建立了多种形式的合作伙伴关系，并率先在中国开启了多个研究项目的整合服务，把最前沿的新药研发理念和实践带进了中国，给新一代中国科技人员聪明才智的充分发挥提供了新的空间，这其中抗丙肝药物择必达的研发成功就是一个很好的例子。

丙　肝

丙型肝炎从确认到现在才刚刚 30 年，相对来说是一个很新的疾病。

20 世纪 70 年代初确认了乙肝病毒之后，美国很快就通过立法，要求对捐献的血液进行乙型肝炎病毒检测。美国所有血库里的每一份血液样本都进行了检测，完全清除了被乙肝病毒污染的样品。从此之后，美国乙肝发病率骤降，变得很少见，每年节省的医药资源高达 5 亿美元。

但是，到了 70 年代中期，对发现乙肝病毒也做出了重要贡献的传染病专家哈维·阿尔特博士和他的研究团队发现，实施了乙肝检测之后，还是会有交叉感染引起的肝炎病例，但既不是甲肝也不是乙肝，他们只好把这些原先没有发现的肝炎病例临时称为"非甲非乙型肝炎"。

经过 10 多年的艰苦努力，阿尔特的研究团队应用一种全新的生物分子测试技术，终于在 1988 年从非甲非乙型肝炎患者的血液样本中发现了一种新的肝炎病毒，把它确认为丙肝病毒（Hepatitis C virus，简称 HCV）。这项重要发现大幅度提升了丙肝的诊断和治疗，使得美国由输血引发的丙肝发病率从 1970 年的 30% 下降到了 2000 年的 0。因此，阿尔特博士和发明这项新型生物分子测试技术的麦克·霍顿博士共同荣获了 2000 年拉斯克临床医学研究奖。

但是，在全球范围内，估计可能仍有 1.5 亿 ～ 2 亿的慢性丙肝患者，约占全球人口的 3%。每年仍有 300 万 ～ 400 万的人感染丙型肝炎，相关的死亡人数超过 35 万。仅在 2010 年，估计有 1.6 万人死于急性 HCV 感染，伴随感染而引发的肝癌也造成了大约 20 万人死亡。与乙肝一样，丙肝的主要传染途径也是通过与 HCV 病毒携带者的血液和其他体液的接触。整个亚洲、北非以及中东都是感染比例较高的地区，病毒携带者超过总人口的 3.5%，其中埃及最严重，感染率高达 22%。根据流行病学数据，中国内地丙肝的感染率约占总人口的 1%，虽然仍旧属于低发地区，但基于庞大的人口基数，HCV 感染人群可达 1 400 万人。[5]

  基于 HCV 分离株之间的差异，丙型肝炎病毒分为 7 种基因型，每种基因型中还有几种亚型，其中基因 1 型的两个亚型 1a 和 1b 在世界各大地区都有发现，占所有病例的 60%。丙型肝炎病毒会引起急性和慢性感染。急性丙肝的患者通常（约 80%）是无症状的，15% ～ 45% 的患者在感染后 6 个月内能自发清除病毒，也无须任何治疗。但是其余 55% ～ 85% 的患者会发展成慢性丙肝。在慢性丙肝患者中，20 年内肝硬化的风险在 15% ～ 30% 之间。中国首个丙肝病毒和人类基因多态性流行病学调查发现，丙型肝炎患者以 HCV 基因 1 型为主（占 58.2%），其中 98% 为基因 1b 型。相较于其他 HCV 基因型，基因 1b 型患者更容易快速发展为肝硬化和肝癌。根据预测模型的计算，今后 15 年内，中国丙肝引起的肝硬化和肝癌病例数分别达 42 万例和 25.4 万例，治疗肝硬化和肝癌的成本将高达 5.89 亿美元和 6.11 亿美元。

  在靶向的抗丙肝病毒药物发明之前，丙肝治疗的标准方法是在注射长效干扰素的同时服用非特异性的抗病毒药物利巴韦林（Ribavirin），用药周期为 24 ～ 48 周，既耗时又耗资，疗效也不理想，而且大多还伴有严重的副作用。这个标准疗法的治愈标准为可持续病毒反应（Sustainable virological response，简称 SVR），即治疗结束后 6 个月仍未发现病毒反弹，对于基因 1 型的患者来说仅占 40%～70%。所以说在全球范围内，HCV 感染仍然存在很大的未能满足的临床需求，迫切需要更有疗效、耐受性更好的治疗方案和药物，尤其是对于基因 1b 型的 HCV 患者。

携　手

2008 年，默沙东实验室成立了一个新的研究部门——外研部，全称为"对外合作基础研发部"（External Basic Research，简称 EBR），同时还喊出了一个响亮的口号——"世界是我们的实验室"。

一开始，这是一个只有十几个人的小部门，没有自己的实验室，负责推进几个并不被公司看好的新药研发项目，抗丙肝的 NS5A 蛋白酶抑制剂就是其中之一。作为一种全新的外部资源有效利用的尝试，这个部门的任务就是拿着这几个项目，到世界各地的开放性医药和生物技术研发平台公司去寻找机会，根据各个公司不同的特点和专长进行有针对性的合作，NS5A 蛋白酶抑制剂的研发项目就落户到了位于上海浦东新区外高桥自贸区的药明康德新药开发公司。

药明康德刚成立之时，只是一家提供化学合成服务的外包公司，经过几年的高速发展，到了 2008 年，公司的技术平台和服务项目已经从化学合成扩展到了新药研发的多个领域，具备了一站式整合服务的条件，与默沙东外研部的全方位合作更是让年轻的中国科学家第一次零距离接触到了新药研发最前沿的创新科学，获得了难得的学习机会。

抗丙肝药物 NS5A 蛋白酶抑制剂的研发项目由默沙东外研部的资深科学家领导，与药明康德的化学、生物学、药理学等部门的科研人员组成联合项目团队，共同设计化合物，然后在药明康德进行化学合成、生物活性测试以及各种后续的药代动力学和药效学研究。刚开始的时候，药明康德年轻的科研人员没有药物研发的经验，在定期的电话会和见面会上讨论项目进展和方向的时候基本上插不上嘴，但是他们都听得很认真，在公司有经验的海归科学家的指导下，一点一点地消化在这个项目上累积起来的各种数据。

新药研发项目的推进过程实际上就是一个数据积累的过

程，而科研人员除了用实验创造新的数据之外，还要整理和分析这些数据，建立相关性，提出合理的假设，再根据假设去设计新的实验。尽管药明康德的团队成员都是原始数据的创造者，但是他们一开始不懂得如何解读这些数据，更谈不上建立相关性和提出假设了。渐渐地，这些好学上进的年轻人开窍了，他们参与到项目的讨论中来，小心翼翼地提出相关的问题，说出自己对某些数据和决定的疑惑，最终开始怯生生地提出建议……

在默沙东老一代药物研发专家的带领下，新一代中国科技人员的聪明才智终于在新药研发领域找到了发挥的空间。在较短的时间内，默沙东外研部与药明康德整合服务部就携手打造出了抗丙肝创新药物组合——择必达（Zepatier）。

化学英雄

择必达是一款固定剂量的组合药物，它的两个有效成分分别是 NS5A 蛋白酶抑制剂 Elbasvir 和 NS3/4A 蛋白酶抑制剂 Grazoprevir，其中 NS5A 蛋白酶抑制剂 Elbasvir 就是由默沙东与药明康德联合团队研发成功的。

在多项临床试验中，这款新药组合都显示出了很好的抗病毒疗效——94%～97%的1型丙肝患者、97%～100%的4型丙肝患者在结束治疗的12周之后，丙肝病毒的水平低于阈值，等同于治愈。由于对丙肝患者具有优异疗效，这款新药组合在研发期间获得两项由FDA颁发的"突破性疗法认定"，并于2016年1月获批上市，是FDA在2016年批准上市的首款新药。

2017年8月，在哥伦比亚特区举行的第245届美国化学学会年会上，默沙东与药明康德的择必达联合研发团队的15名化学家（包括3名药明康德的化学家），和另外5支世界一流的研发团队一道，荣获了2017年度美国化学学会的"化学英雄奖"。

这是化学领域里很有影响力的年度奖项之一，表彰通过不懈努力开发成功化学新产品，让全人类都从中受益的杰出化学家。美国化学学会首席执行官在颁奖晚宴上致辞："这些英雄勇于承担风险，不断驱动创新，为人类进步做出了杰出的贡献。他们带来的发现在人类健康、通信技术、食物供给以及环境保护上有着重要的推动作用。我们表彰这些英雄富有创造性的精神、追求卓越的态度以及技术上的天赋。同时，我们也感谢这些团队所属公司的领导层，是他们不断提升和支持这些团队在科学上的好奇心，将发现转化为创新。这很好地反映了美国化学学会'通过化学的变革性力量改善人类生活'的愿景。"

在制药界科研人员的共同努力下，一种新的疾病从确认到研发出能够治愈的药物只用了30年时间，包括第一代的默沙东波普瑞韦（Boceprevir）和福泰制药的特拉匹韦（Telaprevir），第二代治愈率很高的吉利德索非布韦（Sofosbuvir），以及最新的各种组合药物，比如默沙东的泽必达、吉利德的丙通沙等，都是实实在在的英雄创举和非常了不起的科学成就，在这个造就英雄的过程中，默沙东与中国科研人员的合作也达到了前所未有的新高度。

2011 年 7 月初稿于新泽西

2017 年 9 月修改稿于新泽西

注　释

1　详见本书第一章《一桩"赔本买卖"》。

2 乔治·默克的原话为："We cannot step aside and say that we have achieved our goal by inventing a new drug. We can never rest until a way has been found to bring our finest achievements to everyone."

3 国家统计局：2008 年全年出生人口 1 608 万人。

4 相传，黄鸣龙先生当年在哈佛大学化学系做 Wolff-Kishner 实验时，临时有事要去纽约，便委托同一实验室的黎巴嫩籍学生帮忙照看反应。黄走后，处在回流中的烧瓶软木塞逐渐松开，黎巴嫩籍学生只答应照看反应，并没有把软木塞重新塞紧。几天后黄回到实验室，发现挥发性的反应物和生成的水全部挥发了，但是反应的产率却很高。黄重复实验时发现，在烧瓶敞口的情况下，原本需要 50 个小时才能完成的反应现在 3 个小时就够了，产率也从原来的 40% 提高到了 90%，论文发表后迅速成为标准方法，"黄鸣龙改良还原法"就此诞生了。

5 Cui Y., Jia, J. (2013) Update on epidemiology of hepatitis B and C in China. *Journal of Gastroenterology and Hepatology*, 28(suppl I): 7–10.

第十一章 "不抗癌"的抗癌新药

从肿瘤免疫疗法到帕博利珠单抗

2011年4月，美国南加州59岁的凯瑟琳女士得知自己被确诊为恶性黑色素瘤晚期时，感觉就像是听到了自己的"死亡判决"。手术和化疗之后，她的病情并不见好转，反而体重锐减，行动困难，不得不依靠轮椅生活。2012年下半年，凯瑟琳成为默沙东PD-1抗体药物——帕博利珠单抗（Pembrolizumab，商品名Keytruda）临床试验的受试者之一，开始在医院接受试验性治疗。

转机出现了，除了自我感觉和精神状态的明显改善之外，凯瑟琳的体重和气力也逐渐恢复，渐渐不再需要轮椅了。影像学检查显示，凯瑟琳体内已扩散的肿瘤大部分都稳定下来，其中一些正在缩小，还有一些甚至已经完全消失了！

在默沙东的帕博利珠单抗临床试验中，像凯瑟琳女士这样的故事还有不少。根据美国癌症学会提供的数据，美国每年大约有 7.6 万人被确诊为恶性黑色素瘤患者，每年因此而死亡的人数大约是 1 万人。在此之前，绝大多数晚期患者经确诊后生命持续不超过 1 年。2017 年发表的一项临床试验数据[1] 显示，在 655 例接受帕博利珠单抗治疗的患者中，105 例（16.0%）在中位随访 43 个月后达到完全响应（Complete response，简称 CR）。在数据截止时，92 名患者（87.6%）有完全响应，中位随访时间为 30 个月。14 名（13.3%）患者继续接受中位治疗 40 个月。91 例患者（86.7%）停用帕博利珠单抗，其中 67 例（63.8%）在没有接受进一步抗癌治疗的情况下继续观察。所有 105 名患者在观察到完全响应后的 24 个月无病生存率为 90.9%，其中 67 名完全响应患者在停用帕博利珠单抗后的 24 个月无病生存率为 89.9%，疗效十分显著。

对于那些正在与病魔顽强抗争的恶性黑色素瘤患者，以及相关癌症的患者来说，这无疑是一个令人鼓舞的好消息，一道希望的曙光；对于那些工作在抗癌药物研究第一线的专家与学者来说，这是癌症免疫治疗的又一次突破性进展，是业界同行们经过多年不懈的艰苦努力而达到的又一个非常重要的里程碑。

库里医生：肿瘤免疫疗法之父

肿瘤免疫疗法并不是一个新概念。早在 1891 年，也就是医学界对人体免疫系统刚刚有了初步认识之后不久，美国医生威廉·库里（William Coley）就最先尝试了肿瘤的免疫疗法。

库里当时是纽约肿瘤医院的外科医生，在查阅医院记录时，他发现了 1 例奇特的肉瘤病例，患者弗里德·斯坦的肿瘤在丹毒（即化脓性链球菌）感染高烧后消失了。这引起了库里的兴趣，并驱使他找到以前类似的癌症治疗病例，结果发现包括巴斯德在内的其他几位医学先驱也记录了丹毒感染与癌症消退相吻合的观察结果。

库里医生认为，这很有可能是因为细菌感染激发了患者自身的免疫反应，而免疫细胞在杀死细菌的同时，也杀死了癌细胞，帮助患者得到更好的恢复。于是，勇于创新的库里医生开始尝试给他的癌症病人直接注射链球菌，人为地造成感染，后来因为造成感染而带来的严重副作用，他转而使用两种灭活细菌，即化脓性链球菌和沙雷灵杆菌制成的疫苗，被称为"库里毒素"。库里医生把他的工作成果作为一个系列的案例公布，而不是系统的临床研究报告，使同行们很难解读。美国癌症协会当时的报告称："需要做更多的研究，才能确定这种治疗方法对癌症患者有何益处。"英国癌症研究机构则表示："现有的科学证据并不支持'库里毒素'可以治疗或预防癌症的说法"，以此作为替代治疗方法有可能会严重危害癌症患者的健康。

　　100多年过去了，库里医生这种大胆且不无风险的肿瘤免疫疗法除了个别的成功病例之外，对大多数癌症患者收效甚微，根本无法大规模推广。但是，肿瘤免疫疗法这个新概念却在医药学基础研究领域里获得了同行的广泛关注。1953年，库里医生的女儿海伦创立了非营利性的肿瘤研究所，进一步推动肿瘤免疫学的基础研究，并于1975年设立了一年一度的"库里基础和肿瘤免疫学杰出研究奖"。第一批获奖者是一个由16位科学家组成的名叫"癌症免疫学奠基人"的团队，而库里医生则被誉为"肿瘤免疫治疗之父"。

免疫系统：坚决清除入侵者

免疫系统对于人体健康是至关重要的，免疫细胞无时无刻不在搜索着身体的每一个角落，及时有效地清除各种对自身有害的外来入侵物，这是一条"看不见的战线"。

每天，我们都不可避免地会接触到大量的细菌、病毒等病原体和各种其他污染源，是免疫系统把它们一一识别出来，然后"扫地出门"。只有在我们自身的抵抗力下降时，某些"入侵者"才有可能突破第一道防线，偶尔露一下"狰狞的面目"，给人体造成一定的伤害。但随之引发的免疫反应，在绝大多数情况下还是能够及时地、有针对性地实施反击，清除入侵之敌，恢复人体健康。而且免疫系统还有长期（甚至终身）的"记忆力"，使这些入侵者的下一次企图无法得逞（这就是疫苗的原理）。

这个强大的防御体系的关键是它的识别系统，只有准确无误地分清了敌友，才能有效地打击入侵者，保护自身的健康。在人类的生存环境里，入侵者种类繁多，面目各异，所以人体免疫系统也相应地进化出了一整套相当复杂但极其有效的识别系统，像一面巨大的"照妖镜"，让各类入侵者无处藏身。

然而，人体免疫系统的"照妖镜"再强大，还是会有狡猾的"漏网之鱼"。不断变异中的原始癌细胞就有可能产生出能逃避免疫系统识别的"异形"，在"照妖镜"的死角里潜滋暗长，直至在人体内建立"根据地"，成为恶性肿瘤，随之扩散到身体其他部位，最终耗尽患者的生命。

漏网之鱼：癌细胞误打误撞走"后门"

现在流行的医学理论认为，人的身体里几乎每时每刻都会有零星的原始癌细胞产生，但它们大多成不了气候，因为人体免疫系统能有效地识别这些原始的癌细胞，并及时地将它们清除掉。

免疫系统之所以能识别癌细胞，是因为癌细胞表面有区别于正常人体细胞的特征性标记分子。早期的癌症免疫疗法，采用非选择性的方法（比如库里医生的人为细菌感染）来增强人体的免疫反应，所以效果并不理想。后来科学家们采用癌细胞表面的特征性标记分子作为人工抗原，培养有针对性的抗体，再注射给患者，疗效有一定的提高，但仍旧离期望值甚远。为什么呢？最近的研究显示，有些癌细胞找到了躲避免疫系统搜捕的"后门"。

本应"铁面无私"的免疫系统怎么也会"开后门"呢？这就要回到前面说过的免疫识别了。免疫系统只有准确无误地分清了敌友，才能有效地打击入侵者，保护自身的健康。但是再精准的识别系统也有犯错误的时候，一旦出现了错误，"不分敌友，认友为敌"，其结果就是"自身免疫性疾病"（Autoimmune diseases）。所谓自身免疫性疾病就是指人体的免疫系统对自身的正常细胞或器官发起攻击，后果是很严重的。在这种情况下，为了能及时纠错，受到无端攻击的自身正常细胞可以通过释放针对性的信号配体，反馈到免疫系统，让它们停止对自身的攻击。由此可见，这个"后门"——免疫系统的信号反馈回路——是非常重要的。

既然免疫系统有这么一扇应急用的后门，那么擅长"误打误撞"的癌细胞就有可能"撞开"这扇后门。癌细胞的最大特征之一，是它快速和多异性的基因突变。在变异过程中，尽管癌细胞表面的特征性标记分子依然存在，但是它也有可能在其表面"误打误撞"地产生能打开人体免疫系统后门的"钥匙"——功能性标记分子。一旦免疫系统接触到了这些标记分子，就好像是被灌了迷魂汤，即使能确认癌细胞表面的其他特征性标记分子，也会对它们网开一面，让这些癌细胞从"后门"溜走。这样一来，这些癌细胞就进入了免疫"照妖镜"的死角，有机会在人体内站稳脚跟，伺机发展。

钥匙开锁：程序细胞死亡因子配体

在目前已知的癌细胞"走后门"的机理之中，癌细胞表面的程序细胞死亡因子配体 1（Programmed cell death-ligand 1，简称 PD-L1）是被研究得最透彻的一种。2002 年，耶鲁大学著名华裔科学家陈列平教授的研究团队首先发现了 PD-L1 配体，其他研究团队随后发现，小鼠体内的癌细胞过量表达 PD-L1，就能躲过免疫系统的围剿；而多数人体癌细胞的 PD-L1 的基因表达都有所提高，首次阐明了癌细胞逃避免疫攻击的主要机理之一。陈列平教授也因此与 1992 年发现免疫 T-细胞表面程序细胞死亡因子（Programmed cell death-1，简称 PD-1）的日本科学家本庶佑（Tasuku Honjo），以及另外两位美国科学家于 2014 年一道荣获了前文提到的肿瘤免疫学界顶级大奖——威廉·库里奖。

程序细胞死亡因子PD-1是免疫系统中的"巡逻兵"——T-细胞表面的调控受体之一，它的主要任务是防止自身免疫性疾病的爆发，这些调控受体被称为"免疫检验点"（Checkpoint）。担任巡逻兵的T-细胞在正常情况下只是处于"警戒"状态，只有发现敌情时才进入"战斗"状态，这个过程被称为T-细胞的活化。有些癌细胞正是利用免疫系统里这个重要的信号反馈回路躲过了T-细胞的识别，程序细胞死亡因子配体PD-L1就是癌细胞打开免疫系统后门的"钥匙"。当癌细胞表面的PD-L1与免疫T-细胞表面的调控受体PD-1结合时，就好像钥匙插进了锁眼，免疫系统的后门被打开，免疫T-细胞的活化被抑制了，不能进入"战斗"状态，所以就停止了对癌细胞的攻击。

值得一提的是，这一系列看似"十分精准"的生物过程，并不是任何"超自然"的"设计"，它们仍旧是进化论原则下随机变异、"物竞天择"的结果。没有自身免疫反馈回路的个体或是物种，肯定都逃不过自身免疫性疾病的困扰，都已经成了遗留在历史长河里的零星化石碎片；没有有效"逃逸机制"的癌细胞，也肯定躲不过免疫系统的剿杀，就不能发展成为癌症。正因为癌细胞只有"误打误撞"这点本事，我们大多数人才能幸免于癌症，要不然我们这个物种恐怕也早就成了历史。

杜绝后门："不抗癌"的抗癌新药

在癌症的免疫疗法出现之前，所有的抗癌药物都是针对癌细胞本身的。抗癌药嘛，不抗癌怎么能行？这些药物通过直接杀死癌细胞而达到治疗效果。但是手术之后传统的化疗和放疗都没有多少选择性，它们在杀死癌细胞的同时，也会不可避免地杀死人体的正常细胞。因此，完成一个疗程的化疗对患者的身体会有很大的损伤，需要相当长的时间才能恢复。更重要的是，除了快速变异之外，癌细胞的另一个显著特征是，它有异常活跃的增殖能力，往往超过正常细胞，所以化疗对癌细胞的杀伤往往不够彻底，不能将其根除，会有卷土重来的可能性。近年来发展很快的靶向药物在这个基础上进了一步，可以有选择性地杀死癌细胞，对身体正常细胞的损伤大大降低。但是跟前面讲过的细菌耐药性一样，癌细胞早晚也会出现耐药性，因为它们跟细菌一样，基因类型的分布很广，而且能快速变异。

现在，我们弄清楚了癌细胞"走后门"的机理之一，就可以换一种思路对症下药了：你不是利用程序细胞死亡因子的反馈回路吗？那我就想办法用药把这个回路切断，把你暴露在免疫细胞面前，让你无处躲藏。

以默沙东的抗癌新药帕博利珠单抗为代表的 PD-1 单抗药物就是这样一类"免疫检验点抑制剂"，从全新的角度，通过帮助免疫系统有效识别癌细胞，达到一举剿灭癌细胞的目的。从这个意义上讲，这些单抗药物其实是不抗癌的，因为它们并不是针对癌细胞本身的。离开了人体的免疫系统，这些抗癌药物在体外的试管里是杀不死癌细胞的，它们在人体内起到的作用是阻断免疫系统里的一个信号反馈回路（"堵死后门上的钥匙孔"），让癌细胞没有空子可钻。

暴露在免疫系统下的癌细胞所面临的是一场有针对性的歼灭战。因为免疫细胞能识别癌细胞与正常人体细胞，所以能在正常细胞不受损失的情况下，将癌细胞彻底清除出去。同时我们还有理由相信，免疫系统的长期记忆能力将会有效地阻止漏网的癌细胞卷土重来。

顺理成章？几次三番不招待见

现在听起来，这一切是那么的顺理成章。可是就在十几年前，除了几个异想天开的学者，相信 PD-1 抗体治疗癌症效益大于风险的业内专家可是打着灯笼也找不到的。

2003 年，总部位于荷兰的欧加农（Organon）制药公司开始寻找 PD-1 受体的激动剂，希望通过活化 PD-1 受体而钝化免疫 T-细胞，从而达到治疗自身免疫性疾病的目的。这个项目的初衷不仅与癌症治疗没有任何关系，而且还是相反的思路。到了 2005 年，项目团队没有得到任何好的激动剂，却意外得到了活性很高的拮抗剂，但是当时欧加农上下没有人清楚地知道 PD-1 受体的拮抗剂能有什么潜在的临床应用。他们考虑了各种各样的可能性之后，勉强决定在当时充满争议的癌症免疫疗法上进行尝试。

欧加农手里的这个抗体来自小鼠，与人体没有兼容性，除了做临床前研究外，不能用于进一步开发。于是他们找到了英国著名的医学研究委员会（Medical Research Council，简称 MRC），跟它下属的研究部门签署了包含里程金和市场提成的合作协议，希望得到该抗体的人源化版本，为进一步开发做准备。首创抗体人源化技术的 MRC 的分子生物学实验室不负众望，在 2007 年成功地向欧加农团队交付了高活性、高专一性的人源化单克隆抗体，也就是后来成为帕博利珠单抗的抗体分子。

但是，欧加农还没来得及对这个人源化的 PD-1 抗体做任何实质性的研究，先灵葆雅制药就在当年以 140 亿美元并购了欧加农，将 PD-1 抗体项目归入了自己的名下。在整合这两家公司的时候，公司高层对所有的在研项目都进行了重新的评估和排序，但遗憾的是，当时先灵葆雅也没有什么人看好 PD-1 抗体项目，先灵葆雅肿瘤研究部的领导担心调节 T-细胞活性的风险太大，一旦触发了患者的细胞因子风暴（Cytokine storm），后果将是致命的。这不是个别专家的偏见，它其实代表了当时肿瘤免疫学领域的主流观点。

虽然不是重点项目，但是公司还是专门组织了团队，按照正常的开发流程设计了 PD-1 抗体临床研究的计划，并开始讨论如何实施。也许是冥冥之中自有定数，就在先灵葆雅犹犹豫豫，拿不定主意是不是应该大笔砸钱，把这个项目推上临床的时候，自己就被默沙东兼并了。2009 年，又一次兼并后的整合，又一轮项目评估和排序。这次 PD-1 抗体就没那么幸运了：该项目的前期开发团队被解散，抗体分子被束之高阁，而且还贴上了"可认领"的标签，哪家公司愿意出个价就可以领走。

近几十年来，在前任总裁瓦杰洛斯的领导下，默沙东从以研发抗感染药物为主成功转型为以研发慢性病药物（降血压的依那普利[2]、降血脂的辛伐他汀[3]、降血糖的西格列汀[4]等）为主的制药巨头，抗肿瘤药物的研发一直都不是默沙东的主攻方向。所以说，默沙东决定终止这个当时还有很大争议的抗肿瘤项目并不出人意料，反倒是那些以研发抗肿瘤药物为主攻方向的制药公司，对这个在不久的将来马上就要价值连城的抗体分子视而不见，眼看着它静静地摆在货架上等着被贱卖，痛失良机。

弯道超车，看谁赢在终点线上

时机决定了一切。不早不晚，就在 2010 年，施贵宝制药在《新英格兰医学杂志》上首次发表了伊匹单抗（Ipilimumab，商品名 Yervoy）安全有效的临床研究结果。伊匹单抗是另一个免疫检验点（T-细胞活性调控受体）CTLA-4的抑制剂，与PD-1抗体有些类似。这一结果预示了"检验点抑制剂"的可行性，改变了当时肿瘤免疫治疗领域的主流观点。同时，有消息称，施贵宝制药的另一个检验点抑制剂PD-1抗体在临床一期也已初见成效。

默沙东决策层及时调整策略，把货架上还没有被贱卖的PD-1抗体拿回来，迅速重组了项目团队，在2010年底向FDA提交新药申请（IND），并在2011年初开始为第一项临床试验招募患者。一架高效的新药研发机器转眼之间又开始转动了起来。

默沙东面临的挑战是十分严峻的。根据当时的信息推断，施贵宝的PD-1抗体在2006年已提交新药申请，比默沙东领先4年，想要赶超几乎是"不可能的使命"。但默沙东的团队没有轻言放弃，他们制订了一个积极的临床开发计划，试图把握时机弯道超车，一场你追我赶的竞争开始了。

2011年，帕博利珠单抗如期进入一期临床试验，令人惊喜的初期结果大大增强了默沙东赶超施贵宝的信心。他们开始扩大一期临床的规模，最终增长到包括655例转移性黑色素瘤患者和相似数量的肺癌患者，成为有史以来肿瘤学最大的一期临床试验。

默沙东专注于转移性黑色素瘤是经过深思熟虑的，想要缩小与施贵宝的差距，这也许是最好的机会。如果默沙东能够证明帕博利珠单抗对所有标准疗法失败，包括伊匹单抗治疗失败的患者仍旧有效，则可以在单臂试验中开发该药物，而无须比较组，很有可能会获得快速的批准。

想要完成不可能的任务，没有一点运气是不行的。2012 年，FDA 计划实施了一种称为"突破性疗法认定"（Breakthrough designation，简称 BTD）的政策，旨在使新药的批准更加合理和快速，而默沙东研发部在第一时间就获得了这个非常重要的信息，在这项新政策被广为宣传之前，凭借其在晚期黑色素瘤方面的出色成果，率先申请并于 2013 年 1 月获得了帕博利珠单抗的 BTD 资格，成为 BTD 政策推出以来，第二个获此殊荣的实验药物。默沙东没有立即公布这一事实，因为它不想过早地提醒自己的竞争对手。

占尽了天时地利人和的帕博利珠单抗终于成功实现了弯道超车，于 2014 年 9 月 4 日被 FDA 批准上市，成为在美国第一个被批准用于晚期黑色素瘤治疗的 PD-1 抗体原研新药，比施贵宝的同类抗体纳武单抗（Opdivo）早了 3 个多月，赢在了终点线上。

初见成效，有望对抗多种癌症

在这种快速有效的监管机制下，拥有强大临床开发团队的默沙东可以放手一搏了。2013 年新上任的研发负责人罗杰·佩尔穆特（Roger Perlmutter）博士充分意识到了帕博利珠单抗的巨大潜力，指示大家停下手里的其他工作，不计成本，全力以赴做好帕博利珠单抗的所有临床研究。原来应该按时间顺序进行的临床试验，现在改成了同时进行的平行试验。根据默沙东 2017 年 6 月在美国临床肿瘤学会（ASCO）会议上的报告，帕博利珠单抗已在 80 多个国家获批，正在进行的临床试验超过 500 项[5]，其中包括 300 多项联合用药的试验，涵盖 30 多种不同的癌症。

巨大的投入，伴随着巨大的风险，带来的则是巨大的回报：

2014 年 9 月 4 日，获批用于晚期黑色素瘤患者；

2015 年 10 月 2 日，获批用于晚期非小细胞肺癌患者的二线治疗；

2015 年 12 月 18 日，获批用于治疗晚期黑色素瘤患者的扩大适应证；

2016 年 8 月 5 日，获批用于治疗复发性或转移性头颈部鳞状细胞癌；

2016 年 10 月 24 日，获批用于某些转移性非小细胞肺癌患者的一线治疗；

2017 年 3 月 15 日，获批用于治疗经典霍奇金淋巴瘤；

2017 年 5 月 10 日，获批用于转移性非鳞非小细胞肺癌的一线联合治疗；

2017 年 5 月 18 日，获批用于局部晚期或转移性尿路上皮癌的某些患者；

2017 年 9 月 22 日，获批用于治疗复发性局部晚期或转移性胃或胃食管连接癌；

2018 年 6 月 12 日，获批用于治疗复发或转移性宫颈癌；

2017 年 6 月 13 日，获批用于治疗原发纵隔大 B 细胞淋巴瘤；

2017 年 5 月 23 日是一个特殊的日子。这一天，FDA 批准帕博利珠单抗可用于具有特定遗传特征的任何实体肿瘤的治疗，成为首个可以治疗多种癌症的药物。[6]

因为帕博利珠单抗不是针对癌细胞本身的，所以从理论上讲，只要是能被免疫 T-细胞有效识别的癌细胞，而且这些癌细胞用于逃脱免疫反应的"障眼法"主要是通过 PD-L1 与 PD-1 的结合，那么帕博利珠单抗就应该是有效的。

虽然帕博利珠单抗这一类"检验点抑制剂"药物并不是对所有癌症病人都有效的，但是它肯定能被更广泛地用于多种癌症的治疗，而帕博利珠单抗与其他抗癌药物的联合治疗更是被业界普遍看好。

严格把控：利害兼备的"双刃剑"

我们必须清醒地认识到，通过调节人体的免疫系统来杀死癌细胞，非但不是万全之策，而且有相当大的风险，实属利害兼备的"双刃剑"。除了上文提到的细胞因子风暴的风险之外，还有其他可能的副作用。

前面提到，免疫系统里存在这个信号反馈回路（"后门"）一定有它的道理，PD-1 在免疫 T-细胞的表达也绝不可能仅仅是为了给可能出现的癌细胞留一条活路。当免疫系统被 PD-1

抗体人为地激活后，很有可能带来一系列免疫和内分泌系统的失调，这是肿瘤免疫疗法所面临的普遍问题。动物实验显示，PD-1基因敲除的小鼠很容易出现自身免疫性疾病，脑下垂体分泌失调等不良反应。在人体临床试验中，这些与免疫系统相关的副作用在少数病人身上也有出现，如不及时治疗，后果是非常严重的。

好在现代医学对免疫系统失调已经有了相当程度的认识。通过严密的跟踪监控，医护人员可以尽早发现少数患者因免疫疗法而产生的副作用，及时调整免疫治疗的强度与周期，并通过药物缓解患者因免疫失调而引起的不良反应。

尽管免疫疗法将在癌症治疗中发挥越来越重要的作用，但它绝不是打几针就解决问题的灵丹妙药，"检验点抑制剂"药物的使用必须在专业医师严格的控制之下进行，否则后果难料。

共同努力，我们一起对癌症说"不"

据美国癌症协会发布的《癌症事实与数字》（2019）预计，2019年美国将诊断出1 762 450例新的癌症，死亡人数可达 606 880 例！根据美国国立癌症研究所提供的软件 7，美国癌症协会对 2013—2015 年的数据进行了统计分析，结果显示：一个成年人在一生中的某个时候会被诊断为癌症的可能性已经接近 40%。

2015 年 8 月 12 日，九十高龄的美国前总统吉米·卡特对外界透露：在接受肝脏手术时，医生在他体内发现了癌症。进一步的消息是，前总统卡特的黑色素瘤已经转移到了大脑和肝脏。

美国第 39 任总统卡特自 1981 年卸任以来，一直活跃在世界政坛。他创立的卡特中心长期致力于提高发展中国家的公共卫生和健康水平，其中就包括与默沙东合作的伊维菌素捐赠项目，对彻底根除河盲症做出了很大的贡献。8

不幸的是，卡特家族有癌症的病史，他的父亲和三个兄弟姐妹都死于胰腺癌，他的母亲则死于乳腺癌，因此他本人属于癌症的高危人群。值得庆幸的是，帕博利珠单抗已经被批准用于黑色素瘤的治疗，所以他的医生在进行手术和放疗的同时，也使用了帕博利珠单抗。

奇迹出现了，仅仅几个月后，卡特总统在 2015 年 12 月 6 日对外声称，最近一次的磁共振脑部扫描"没有显示任何原始癌症斑点的迹象，也没有任何新的斑点"。

在全社会的大力支持下，在医药界科研人员的共同努力下，我们有理由期待在不久的将来，越来越多的癌症患者都能像卡特总统一样，对癌症说"不"。

2014 年 10 月初稿于上海

2018 年 1 月修改稿于新泽西

注　释

1 Robert, C., Ribas, A., Hamid, O., et al. (2017) Durable complete response after discontinuation of pembrolizumab in patients with metastatic melanoma. *Journal of Clinical Oncology*, 36(17): 1668–1674.

2 详见本书第五章《从后继专利药到更优专利药》。

3 详见本书第六章《当"头号杀手"遇上"头号大药"》。

4 详见本书第九章《挑战新世纪的健康威胁》。

5 截至本章定稿，帕博利珠单抗的临床试验已经增加到了 700 多项。

6 数据来源：www.drug.com。

7 Probability of Developing or Dying of Cancer Software, Version 6.7.6. (2018) National Cancer Institute.

8 详见本书第三章《为了一个没有河盲症的世界》。

后记

　　《新药研发的故事》出版后，两次印刷均已售罄。读者的热烈反馈让我看到了中国新药研发的希望，也注意到了中国医药学科普与国外存在的差距。

　　人类的健康事业是一项伟大的事业，纵观历史，我们已经取得了无与伦比的进步。

　　千百年来，我们的前辈在与疾病的抗争中不断地积累经验，砥砺前行，给我们留下了宝贵的医药知识遗产。现代科学的到来，尤其是分子科学的发展，把我们的视野扩展到了从未有过的深度和广度。医药工业的"圣杯"从第二次世界大战结束后的"抗生素"，到20世纪七八十年代的"抗三高

（高血压、高血脂和高血糖）"，到 90 年代的"抗病毒"，再到眼下的"抗肿瘤"，相信在不久的将来，医药工业的"圣杯"几乎肯定会转向以研究老年退行性疾病为主的"抗衰老"。

曾经杀人无数的"瘟神"在显微镜下原形毕露，抗生素的发明使我们对这些无孔不入的"小东西"从勉强有"招架之功"转变为有"还手之力"；曾经肆虐的天花病毒在牛痘疫苗面前一败涂地，成了特殊病毒实验室里才有的"濒危物种"；30 年前还闻所未闻，只能临时标记为"非甲非乙"的丙肝，如今已有了不止一种治愈率接近 100% 的"神药"……

而谈到癌症，这个如今还会给很多人带来恐惧的"众病之王"正在逐渐转变为可预防、可治疗、可维持的慢性疾病。近几十年来，致癌机理的研究成果为研发可以预防女性官颈癌的 HPV 疫苗奠定了理论基础。在发达国家和地区，内窥镜和影像筛查把某些癌症的早期发现与治疗提升到了新的高度；一代又一代靶向治疗药物的相继上市，肿瘤免疫疗法的突破性进展，细胞疗法的日趋成熟与便捷……除了少数几种恶性癌症之外，大部分癌症患者的死亡率都在持续下降。我们有理由相信，谈癌色变的日子正在离我们远去。

人类的健康事业是一项艰巨的事业，我们所面临的挑战也是前所未有的。

据联合国统计，2011 年 10 月 31 日，世界人口达到了 70 亿，养育我们的地球母亲不堪重负，粮食、水、电、燃料及多种能源都已经或将要面临短缺。人口密度的不断增加，持续大面积的工业化（包括农业现代化），不可逆转地改变着我们的生活，影响着人类的健康。与以往的任何一个时期相比，我们全人类的集体智慧正在经受着从未有过的严峻考验。

2002 年 11 月，中国南方发生了非典型性肺炎疫情，并迅速蔓延至全国各地，也波及其他国家和地区，引起各国卫生组织的高度重视。据世界卫生组织的不完全统计，全球范围内共有 1 万多个病例，造成了 37 个国家的 774 人死亡，死亡率接近 10%，中国的患者和死亡人数占绝大多数。

2014 年 8 月，刚果民主共和国暴发了埃博拉病毒疫情。这次西非埃博拉疫情是历史上最严重的一次，影响到多个国家。几内亚、利比里亚和塞拉利昂等几个主要国家共记录了近 3 万个确诊、可能和疑似病例，死亡人数超过 1 万。

在全球化人口流动日益加快的情况下，局部控制这样的疫情暴发已经变得非常困难。只要有几天的潜伏期，致病源就很可能流入各大洲的人口稠密地区，没有哪个国家可以靠闭关自守而幸免。

"后抗生素灾难"的说法已经提出10多年了，很多人也许已经淡忘了，但它正在悄悄地降临，而中国极有可能是这场"灾难"的主战场之一。我们中国制药人对这场渐渐逼近的"后抗生素灾难"应该有怎样的担当？中国的制药人难道仍旧只能是旁观者或者快速跟进的后续部队？我们能否站在第一线，为全人类的健康做出应有的贡献？

中国的新药研发才刚刚起步，肯定会有误区，难免要走弯路，但是我们占尽了天时、地利、人和。经过40年的改革开放，中国制药界的人力、财力和物力都有了巨大的积累。基于目前中国一线城市的人才与物资储备，国内研发型制药企业完全可以组建世界一流的研发团队，各种先进的仪器设备也是应有尽有。风险投资市场尽管还不完善，但发展迅速，活跃异常，政府的支持力度也在不断加大，监管部门与国际接轨指日可待。再加上世界领先的开放型制药技术平台公司，中国新药走向世界只是时间问题。

在与同行的交流中，我看到越来越多的年轻人投身到医药健康行业中来，带来了高涨的学习热情和大胆的创新精神，但是，关于新药和新药研发的书籍却很少，远远不能满足行业和广大读者的需求。与英文媒体相比，中文媒体在科普方面的差距是非常明显的。我自己能在这方面为中文读者做一点小小的贡献，甚感欣慰。

科普大致可以分成大众科普和高级科普两类。大众科普面向受过基本教育的读者，高级科普则是写给受过高等教育但非本专业的读者。《新药研发的故事》第一版属于高级科普读物，写给医药界同仁和有志于医药事业的工作人员，让进入医药健康领域的专业人员更多地了解新药和新药研发。您面前的这本新版《新药的故事》在大众科普的方向上做了一些努力，添加了人文故事，希望能有更多的读者关心和了解新药的来之不易，以及新药研发对于人类健康未来的重要性。

我的初衷没有变，那就是希望更多的读者能从这些成功的故事里，学到贯穿始终的"以人为本"的理念和严谨的科学思想，对创新药物研发的风险、周期和社会效益有一个全面的认识。

新版《新药的故事》跟大家见面，同样离不开家人、朋友和同事的鼓励、帮助和支持，译林出版社的编辑们为此书的出版付出了辛勤的劳动，在此一并鸣谢。

梁贵柏

2019 年 3 月于上海